AF297313

RECHERCHES CLINIQUES EXPERIMENTALES

SUR

LA TÊTE DU FŒTUS

AU POINT DE VUE OBSTETRICAL

PAR

Le Docteur Emmanuel LABAT,

Ancien interne lauréat des hôpitaux et de la maternité de Paris,
Ancien interne des hôpitaux de Toulouse,
Lauréat de l'Ecole de médecine de Toulouse,
Membre de la Société anatomique et de la Société clinique,
Médaille de bronze de l'Assistance publique.

(Avec 7 figures dans le texte)

PARIS

ADRIEN DELAHAYE et E. LECROSNIER, ÉDITEURS

Place de l'École-de-Médecine

1881

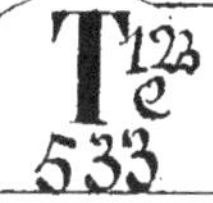
T 122 e
533

Te 123 / 533

RECHERCHES CLINIQUES ET EXPÉRIMENTALES

SUR

LA TÊTE DU PHOETUS

AU POINT DE VUE OBSTÉTRICAL

RECHERCHES CLINIQUES EXPERIMENTALES

SUR

LA TÊTE DU FŒTUS

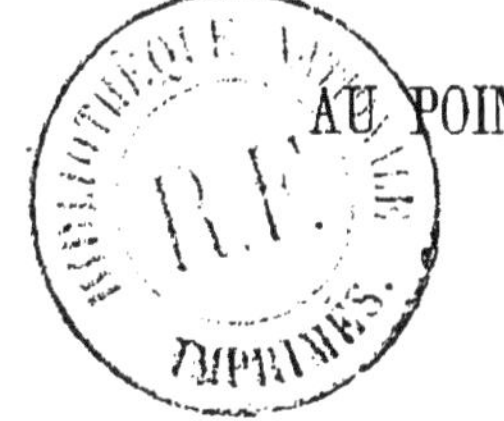

AU POINT DE VUE OBSTETRICAL

PAR

Le Docteur Emmanuel LABAT,

Ancien interne lauréat des hôpitaux et de la maternité de Paris,
Ancien interne des hôpitaux de Toulouse,
Lauréat de l'Ecole de médecine de Toulouse,
Membre de la Société anatomique et de la Société clinique,
Médaille de bronze de l'Assistance publique.

(Avec 7 figures dans le texte)

PARIS
ADRIEN DELAHAYE et E. LECROSNIER, ÉDITEURS
Place de l'École-de-Médecine

1881

RECHERCHES

CLINIQUES ET EXPÉRIMENTALES

SUR

LA TÊTE DU FŒTUS

AU POINT DE VUE OBSTÉTRICAL

AVANT-PROPOS.

Les recherches que nous publions ont été faites à la Maternité de Paris, à l'instigation et· sous la direction de M. Tarnier, pendant que nous avions l'honneur d'être son interne. Que notre excellent maître reçoive ici tous nos remerciements et pour les précieux enseignements que nous avons trouvés dans son service et pour la bienveillance qu'il nous a toujours témoignée.

Ce travail se compose de deux parties distinctes : toutes les deux ont trait à la tête du fœtus. Dans la première, nous étudions un des phénomènes plastiques de l'accouchement; dans la seconde, nous relatons les

expériences que nous avons instituées sur la réductibilité de la tête fœtale.

La tête du fœtus constitue un des sujets les plus considérables de l'obstétrique. Peu d'auteurs pourraient
prétendre le traiter complètement et résoudre toutes les
difficultés qu'il soulève. Mais il est permis de contri-
buer à son étude, de préparer des documents, d'apporter,
en un mot, sa petite pierre à l'édifice. Nous n'avons pas
voulu faire autre chose.

A ceux qui nous reprocheraient de n'avoir abordé que
deux chapitres de cette vaste question, nous répon-
drions volontiers ce que M. Tarnier aime à répéter à ses
élèves : c'est que, pour bien observer, il faut restreindre
le champ de son observation. De son côté, Mathews
Duncan, un maître en fait de méthode scientifique, a
écrit : « Si je prends la liberté de critiquer les travaux
ingénieux de mes contemporains, je dois dire que leur
erreur principale est une ambition présomptueuse. Ils
essayent d'aller plus vite qu'il n'est possible, plus loin
qu'il n'est prudent, et d'établir une théorie et un traitement sans posséder des données suffisantes. *Ils de-
vraient apprendre à mener à bonne fin de petits travaux
avant d'en entreprendre d'importants...* (1) »

Nous ne voulons pas terminer cet avant-propos sans
exprimer notre vive reconnaissance à notre maître et
ami, M. Budin, professeur agrégé à la faculté de méde-
decine : il a mis à notre service, avec une extrême obli-

(1) M. Duncan. Sur le mécanisme de l'accouchement normal et pathologique. Traduction Budin, p. 21.

geance, ses savants conseils et sa connaissance approfondie des auteurs anglais et allemands.

La plupart des figures que nous avons intercalées
dans le texte ont été dessinées et gravées par notre excellent ami, M. le docteur Ribemont, chef de clinique
d'accouchement; nous sommes heureux de l'en remercier.

PREMIÈRE PARTIE

Recherches sur la défformation pariétale de la tête du fœtus dans les accouchements par le sommet.

De toutes les parties du fœtus, la tête est de beaucoup la plus importante au point de vue obstétrical. Aussi, depuis longtemps, elle a été étudiée avec soin par les accoucheurs.

Jusqu'au commencement de ce siècle, on se contenta de décrire sa forme, ses sutures et ses fontanelles, ses diamètres et ses circonférences : on fit l'anatomie topographique de la tête fœtale.

Baudelocque (1), le premier, se préoccupa de sa réductibilité et institua des expériences bien connues. Plus tard son exemple fut suivi par d'autres, notamment par Pétrequin (2) et par Delore (3) en France.

Dans ces vingt dernières années, elle a été particulièrement étudiée au point de vue des déformations qu'elle subit pendant l'accouchement pour s'accommo-

---

(1) Baudelocque. Traité de l'art des accouchements. 3e édition, t. II, p. 14.

(2) Pétrequin. Traité d'anatomie topographique, p. 62, 1857.

(3) Delore. Gazette hebdomadaire, 1865.

der à la filière pelvienne à travers laquelle elle est obligée de passer. Ces modifications de forme varient naturellement selon les présentations et les positions. Vaguement indiquées par quelques accoucheurs du xviie et du xviiie siècle, en particulier par Levret et Smellie, elles ont été étudiées depuis 1860 par Stadfeldt, Dohrn, Robert Barnes, Schrœder, Hecker, Küneke, Olshausen, Grossmann, Frankenhaüser, Perlis (1). On remarquera que tous ces noms sont des noms étrangers. En France cette question n'a été abordée que par Budin, mais il l'a traitée d'une façon magistrale dans son beau travail inaugural (2).

Les résultats obtenus ont une importance pratique incontestable. Ils permettent d'abord de faire des diagnostics rétrospectifs parfois précieux, ensuite et surtout de mieux saisir dans les détails le mécanisme de l'accouchement normal, dont les lois générales sont aujourd'hui si bien établies grâce aux admirables travaux de P. Dubois, Pajot et Tarnier.

Dans le mémoire que nous venons de citer, Budin a surtout démontré que dans les accouchements par le sommet les diamètres occipito-mentonnier et occipito-frontal n'augmentent pas, comme on l'avait cru jusqu'alors, mais au contraire diminuent, et que l'augmentation se fait aux dépens d'un diamètre sus-occipito-mentonnier auquel il a donné le nom de diamètre maximum. Ces faits reposent sur des considérations

(1) Voir, pour cette bibliographie, Tarnier et Chantreuil. Traité de l'art des accouchements, t. I, p. 678.

(2) Budin. De la tête du fœtus au point de vue de l'obstétrique. Thèse, Paris, 1876.

anatomiques clairement exposées : existence d'une charnière fibro-cartilagineuse à la base de l'occipital ; souplesse des bords internes des pariétaux. Quant aux diamètres transverses, contrairement à l'opinion généralement acceptée, le bipariétal subit une réduction moindre que le bitemporal.

Après avoir lu la thèse de Budin, nous croyions la question complètement épuisée. Cependant, dès notre arrivée à la Maternité, M. Tarnier nous engagea à étudier une déformation particulière du crâne dans les accouchements par le sommet, déjà signalée et étudiée par Barnes, Dohrn, Duncan, Küneke et sur laquelle ces auteurs ne sont pas d'accord. Cette déformation porte sur les régions pariétales et a reçu de Barnes le nom de *distorsion latérale*. Nous croyons qu'on pourrait l'appeler plus heureusement *deformation pariétale*, et le plus souvent nous nous servirons de cette dernière désignation dans le cours de ce travail dont nous allons tout de suite indiquer le plan.

Quand on examine, immédiatement après la naissance, la tête d'un enfant à terme qui s'était présenté par le sommet, quelle que soit d'ailleurs la position, l'accouchement s'étant fait spontanément, le bassin étant normal, on est frappé des deux faits suivants que l'on observe presque constamment à des degrés différents :

1° Les deux bosses pariétales ne sont pas au même niveau soit dans le sens antéro-postérieur, soit dans le sens vertical ;

2° Une des régions pariétales paraît aplatie par rapport à l'autre.

Ces faits sont faciles à constater, et depuis longtemps

ils ont été remarqués. Mais pour les étudier et les expliquer, il est nécessaire de résoudre les questions suivantes :

A. Cette déformation est-elle le résultat du travail de l'accouchement?

B. Quel est le côté qui s'aplatit, quelle est la bosse pariétale qui se déplace par rapport à l'autre?

C. En quel point du canal pelvi-génital et pourquoi cette déformation se produit-elle?

Nous étudierons successivement chacun de ces points dans trois chapitres distincts.

CHAPITRE PREMIER.

LA DÉFORMATION PARIÉTALE EST-ELLE LE RÉSULTAT DU TRAVAIL DE L'ACCOUCHEMENT?

Toute étude analogue à celle-ci suppose bien connue la forme *normale, primitive* de la tête du fœtus, et par là nous entendons la forme que présente la tête fœtale avant que le travail ne l'ait modifiée. Cette forme *normale, primitive,* il ne faut donc pas la chercher chez les enfants nés par le siège bien que leur tête ait « une jolie forme arrondie qui frappe par sa régularité » (Budin); car, dans ce cas, la tête a supporté tout le poids des contractions utérines, et d'ailleurs a dû se déformer en passant à travers la filière pelvienne, pour si rapide que soit ce passage. Seuls, les enfants, extraits par l'opération césarienne avant toute espèce de travail, donnent des exemples de têtes non déformées.

Au début de sa thèse, Budin rapporte une observation de ce genre. Le 29 octobre 1875, on apportait à la Maternité, une femme de 24 ans, enceinte et arrivée à terme, qui venait d'être prise d'une hémoptysie abondante. Rien ne put arrêter le crachement de sang, et quelques heures après cette femme mourait. La section césarienne fut faite, et permit d'extraire un fœtus du sexe masculin qui était placé en position occipito-iliaque gauche antérieure. Il était en état de mort apparente; mais on parvint à le ranimer à l'aide d'une insufflation persistante. La tête était légèrement ovoïde, mais régulière. Sur le dessin que Budin en a donné, on voit que les deux bosses pariétales sont au même niveau.

L'opération de Porro paraissant devoir se vulgariser, l'occasion d'examiner des têtes de fœtus normales se présentera plus souvent. Nous avons assisté à deux de ces opérations, et, dans les deux cas, nous avons eu soin de bien étudier et de mesurer la tête de l'enfant.

La première de ces opérations a été pratiquée par M. Lucas-Championnière à la Maternité de l'hôpital Cochin le 14 janvier 1880. Il s'agissait d'une femme âgée de 43 ans, primipare, présentant un des types extrêmes des déformations dues au rachitisme.

Sa taille ne mesurait que 113 centimètres. Sa colonne vertébrale offrait deux courbures scoliotiques : l'une au niveau de la région lombaire, l'autre au niveau de la région dorsale. Les membres inférieurs étaient très courts, et portaient à un haut degré l'empreinte du rachitisme.

Le ventre en besace retombait au devant du pubis. Cette position de l'utérus indiquait un rétrécissement très marqué du bassin.

En effet, par le toucher on constatait la saillie considérable de la première pièce du sacrum, l'aplatissement anormal de celui-ci, la déviation à gauche du promontoire, et le rétrécissement du diamètre promonto-pubien.

Diverses mensurations de ce diamètre faites avec le doigt ont donné des résultats qui variaient entre 7 centimètres 1[2 et 8 centimètres 1[2 ; mais à l'angustie pelvienne s'ajoutaient la déformation, l'irrégularité du bassin.

Cette femme était à terme et en travail depuis le 12 janvier. La tête du fœtus se trouvait transversalement placée au-dessus du détroit supérieur, l'occiput regardant à gauche.

Malgré la fréquence et l'intensité des douleurs qui duraient depuis deux jours, le col était simplement effacé, non dilaté. La poche des eaux s'était rompue (quatre heures avant l'opération); du méconium s'écoulait: la femme était très fatiguée et demandait instamment une intervention. Ces circonstances décidèrent M. Lucas-Championnière à pratiquer l'opération de Porro, qui fut faite le 14 janvier à 6 heures du soir.

Cette opération fut terminée complètement à 7 heures sans aucun incident notable (1). L'enfant était une fille vivante, du poids de 2,880 grammes ; sa tête, dont

---

(1) Voir pour plus de renseignements la thèse de mon excellent collègue et ami Ch. Maygrier, où cette observation est rapportée avec beaucoup de détails. Etude sur l'opération de Porro. Th., Paris, 1880.

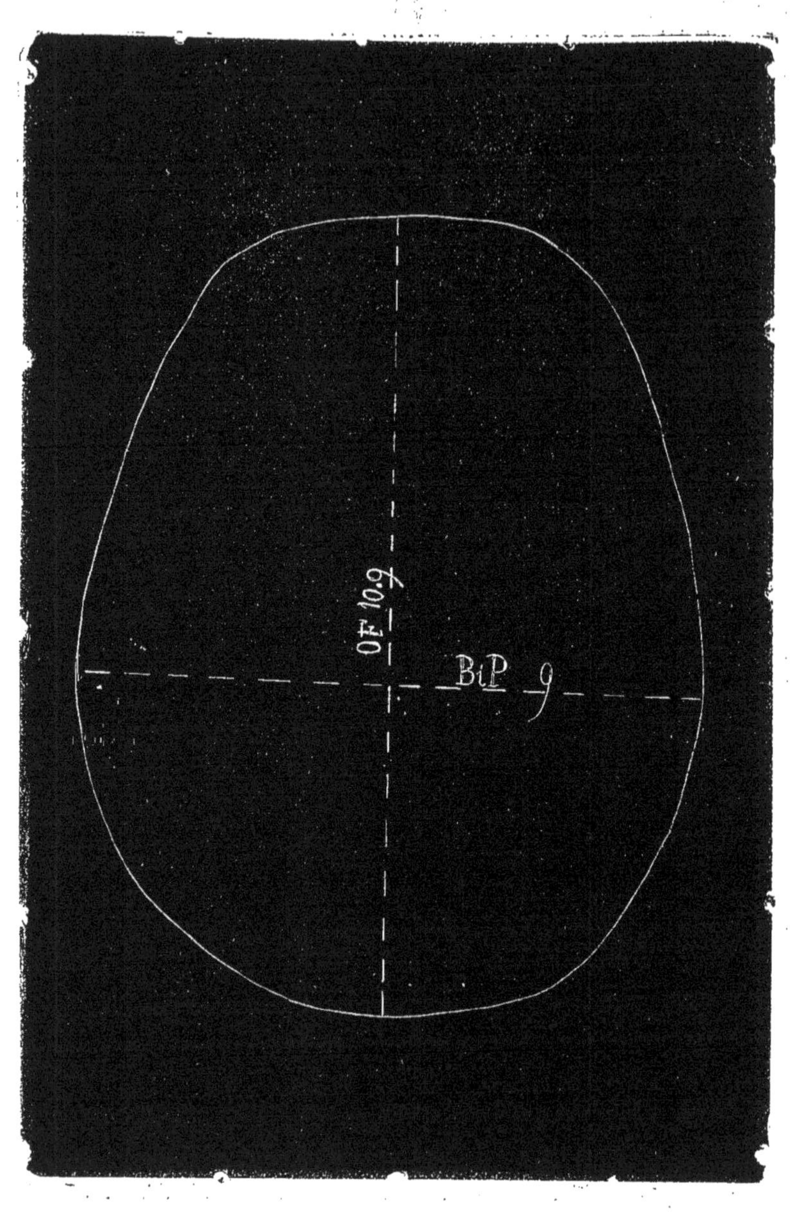
OF 10.9
BiP 9

nous figurons ici la circonférence occipito-frontale, ne présentait pas de déformation pariétale. La mensuration de ses différents diamètres nous a donné les résultats suivants : O. F. 10,9 ; O. M. 12,5 ; B. P. 9 ; B T. 7,8 ; Ss–O. Bg. 8,6 ; Ss-M. Bg. 8,5.

La seconde de ces opérations a été pratiquée le 13 juin 1880 à la Maternité par M. Tarnier sur la nommée Berthe Maillot, âgée de 20 ans, atteinte d'une ostéomalacie limitée aux os du bassin, et à l'évolution de laquelle nous avons assisté. Bien que la maladie fût de date récente, elle avait déjà imprimé au bassin une déformation des plus caractéristiques. Les branches pubiennes étaient dirigées d'avant en arrière parallèlement l'une à l'autre, de façon à former une gouttière profonde à concavité tournée vers le promontoire. Le détroit inférieur était tellement retréci que toute idée d'embryotomie fut rejetée par M. Tarnier et par la plupart des accoucheurs qui examinèrent cette malade. Du reste nous publierons prochainement cette observation avec tous les détails.

Pour le moment nous ne voulons indiquer et retenir que les deux faits suivants : la femme était à terme, et le travail était à peine commencé au moment de l'opération. De plus, le fœtus était dans une situation nettement transversale, la tête dans la fosse iliaque droite, le dos en avant. Depuis plus de deux mois nous avions constaté cette situation transversale du fœtus, et, en pratiquant le palper plusieurs fois par semaine, nous n'avions jamais noté de mutation.

L'opération fut pratiquée par M. Tarnier très rapidement, car, en y comprenant tout le temps nécessaire au pansement de Lister, elle ne dura que 38 minutes. L'enfant qui fut extrait de l'utérus était un superbe garçon du poids de 3900 grammes. Les diamètres de sa tête étaient les suivants : O. F. 11,7 ; O. M. 13,5 ; B. P. 9,6 ; B. T. 8,5 ; Ss-O. Bg. 10. Comme on peut le voir sur le dessin ci-contre les deux régions pariétales sont extrêmement symétriques.

Notons que cette dernière observation présente, au point de vue qui nous occupe, une valeur bien plus grande que les deux autres.

Dans la première (observation de Budin), en effet, la femme était primipare, et le fœtus se présentait par le sommet ; il est donc possible que la tête descendant plus ou moins dans l'excavation (comme cela arrive presque toujours chez les primipares dans les deux derniers mois de la grossesse), eût déjà subi un commencement de déformation.

Dans la seconde (observation de Cochin), le travail durait depuis deux jours ; les contractions utérines étaient fréquentes et énergiques ; la tête du fœtus était fortement pressée contre le détroit supérieur retréci. De là encore la possibilité de déformation, et, à ce point de vue, cette observation mérite d'être rapprochée du fait que Mathews Duncan a publié dans *l'Obstétrical Journal* du mois de février 1879. Il s'agissait d'une femme à terme, en travail depuis deux jours, et qui avait un rétrécissement du bassin tel que le diamètre antéro-postérieur du détroit supérieur ne mesurait qu'un pouce et demi. La tête placée en première position était fortement pressée contre le détroit supérieur. Aussi quand Mathews Duncan eut fait l'opération césarienne, il trouva que la tête du fœtus extrait, loin d'être régu-

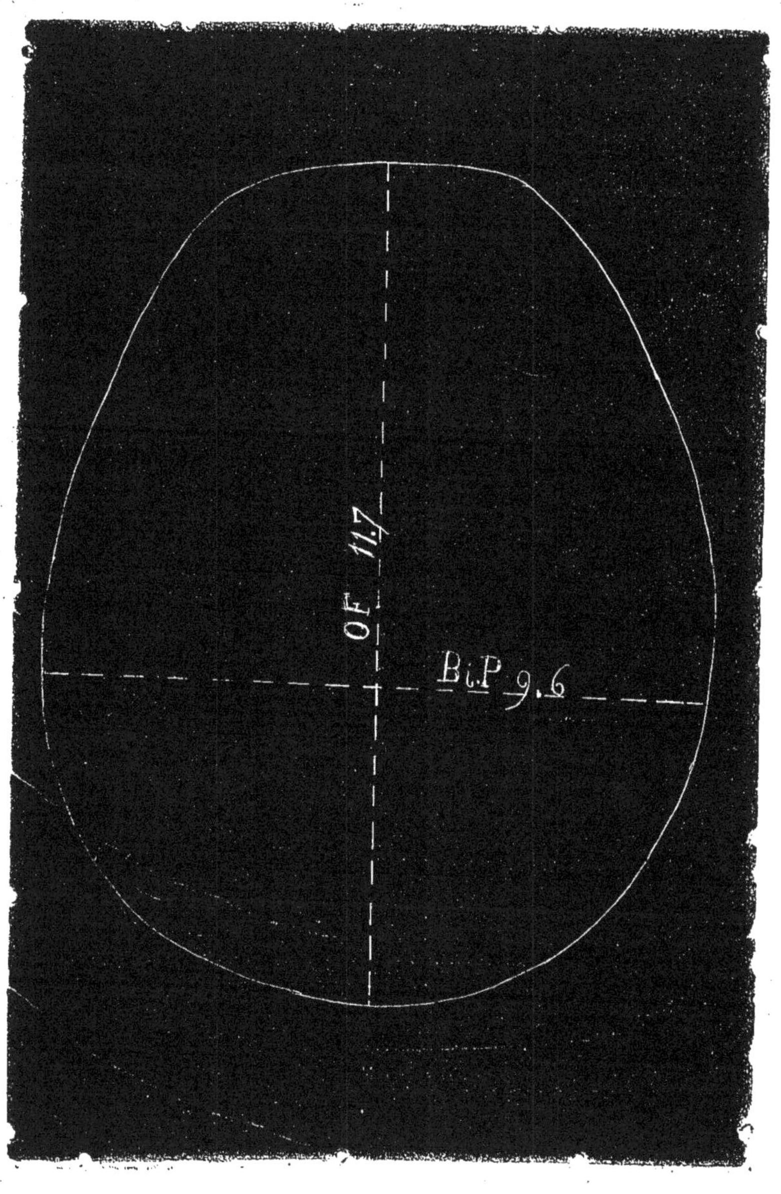
OF 11.7
B.P 9.6

lière, avait le pariétal gauche, celui qui était en rapport avec le promontoire, visiblement déprimé.

Dans notre observation, au contraire, le travail était à peine commencé au moment où l'opération fut pratiquée ; depuis plus de deux mois la tête était fixée dans la fosse iliaque droite ; elle n'avait donc pu subir aucune modification dans sa forme sur les parois du bassin.

Nous venons d'insister sur la forme symétrique de ces trois têtes de fœtus ; mais nous devons ajouter que ce n'est là qu'une symétrie relative. Sans doute, dans les trois cas, les bosses pariétales étaient au même niveau soit dans le sens vertical soit dans le sens antéro-postérieur, et c'est ce qu'il nous importait de savoir pour pouvoir dire *que la déformation pariétale est bien le résultat de l'accouchement, c'est-à-dire des pressions que la tête subit dans son passage à travers la filière pelvienne.* Mais si on les examine attentivemeut, en comparant l'une à l'autre les deux moitiés du crâne, région par région, on voit qu'aucune de ces têtes n'est symétrique au sens rigoureux du mot.

C'est ainsi que, sur la tête de l'enfant extrait par l'opération césarienne dont Budin a donné le dessin dans sa thèse, on peut voir que la région fronto-pariétale gauche n'a pas le même contour arrondi que la région fronto-pariétale du côté opposé. Cette remarque a été déjà faite par Wiltshire (1).

La tête que nous avons eu l'occasion d'examiner à la maternité de l'hôpital Cochin n'était pas symétrique

(1) Wiltshire. Obstetrical Transact., t. XX, p. 78, 1878.

non plus. Sur le dessin que nous avons donné on voit
que la bosse frontale gauche est moins saillante que la
droite, tandis que la région pariétale droite est légèrement moins convexe que la gauche.

La tête de l'enfant, que M. Tarnier a extrait par
l'opération de Porro, est la plus symétrique de toutes,
bien que la région pariéto-occipitale gauche soit un plus
convexe que la région correspondante du côté opposé.

Nous avons déjà dit pourquoi cette dernière observation avait plus de valeur que les deux autres. C'est en
étudiant et en comparant des têtes de fœtus, extraits
par la section césarienne, et que le travail n'aura pu en
rien modifier, qu'on arrivera à connaître exactement la
forme *normale primitive* de la tête fœtale. Stadfeldt (1)
croit qu'il existe une asymétrie latérale et physiologique du crâne du fœtus qu'il regarde comme une scoliose
congénitale des vertèbres constituant la tête, « résultat
du mouvement de rotation spinale accompli par l'em-
bryon dans l'œuf. »

Sans admettre avec Stadfeldt cette scoliose du crâne,
ni surtout son hypothétique explication, nous croyons
que beaucoup de têtes de fœtus sont originellement
asymétriques, mais que cette asymétrie n'a rien de régu-
lier ni dans son siège, ni dans son degré. En effet, dans
le chapitre suivant, à côté des déformations dues au
travail, et qui disparaissent rapidement après la naissance, nous aurons à noter des asymétries, des irrégu-
larités qui persistent.

Quoi qu'il en soit, la déformation pariétale n'existait

____

(1) Stadfeld. Obstetrical Journal, mai 1879.

pas sur les trois têtes de fœtus extraits par l'opération césarienne, dont nous venons de parler : ce qui prouve bien que cette déformation se produit pendant le travail de l'accouchement.

CHAPITRE II

QUEL EST LE COTÉ QUI S'APLATIT, QUELLE EST LA BOSSE PARIÉTALE QUI SE DÉPLACE PAR RAPPORT A L'AUTRE?

Avant de rapporter les observations que nous avons recueillies, nous devons dire comment nous avons procédé.

Nous avons examiné 21 enfants nés spontanément en présentation du sommet avec des positions différentes. Nous faisions nos examens immédiatement après la naissance.

Nous commencions par noter le côté de la tête qui était aplati, la position comparative des bosses parié-tales, l'état de chevauchement des os, le degré de tension ou de relâchement des sutures. Nous mesurions ensuite la distance qui séparait chaque bosse pariétale de la racine du nez. Nous répétions ces mensurations le lendemain, le surlendemain, quelquefois plus long-temps, jusqu'à ce que la tête eût retrouvé sa symétrie, de façon à savoir quelle était la bosse pariétale qui avait reculé ou avancé.

Au début, nous prenions pour point de repère l'angle supérieur de l'occipital, au lieu de la racine du nez; mais ce procédé est défectueux, à cause de la mobilité de toute l'écaille de l'occipital, et nous ne donnerons pas les observations dans lesquelles nous l'avons employé.

Nous devons ajouter que les différences obtenues étant très petites, car elles se chiffrent par quelques millimètres, il est nécessaire d'apporter à ces recherches la plus minutieuse attention et de répéter plusieurs fois les mensurations avant d'en inscrire les résultats.

Toutes ces mensurations ont été faites avec le céphalomètre de Budin.

Il est des causes d'erreur qu'on doit éviter. Nous parlerons d'abord de la bosse séro-sanguine qui peut en imposer dans l'appréciation de la forme de la tête. Aussi faut-il la déprimer, et parcourir soigneusement avec la pulpe des doigts les deux côtés du crâne, de façon à apprécier sa forme par le palper et la vue en même temps.

Une difficulté plus grande est la suivante. On constate bien qu'une région pariétale est aplatie, tandis que l'autre est convexe, mais il ne faut pas se hâter de conclure que le côté aplati est le côté déformé, tandis que le côté convexe est le côté resté normal. Il pourrait se faire que la convexité de ce dernier eût été augmentée artificiellement pendant le travail, et le côté opposé, non déformé, paraîtrait aplati par contraste.

La question peut se juger en grande partie par l'état des sutures et le sens dans lequel les os ont chevauché les uns sur les autres. Un exemple fera mieux ressortir la chose. Voilà une tête dont la région pariétale droite paraît aplatie par rapport à l'autre; à droite le bord postérieur du pariétal a chevauché sur l'occipital, et son bord supérieur s'est placé sous le bord correspondant du pariétal gauche; à gauche, pas de chevauchement, les os se correspondent bien bord à bord; il est à peu près certain que dans ce cas la déformation doit se trouver à droite.

Mais nous avons tenu à prévenir toute objection, et, pour cela, nous avons eu recours à la méthode graphique. A l'aide de lames de plomb nous avons pris sur plusieurs têtes immédiatement après la naissance la circonférence occipito-frontale. Cette circonférence rapportée sur le papier nous donnait un dessin symétrique, c'est-à-dire un ovoïde aplati d'un côté. Le lendemain ou le surlendemain, lorsque la tête avait repris sa symétrie (1), nous prenions une seconde fois la circonférence occipito-frontale ; dans le second dessin on voyait que le côté convexe était resté le même, tandis que le côté aplati s'était bombé, et avait pris un contour analogue à celui du côté opposé. Il était dès lors certain que ce dernier s'était déformé.

Par ces différents moyens nous sommes arrivé, croyons-nous, à résoudre les deux questions suivantes : 1º Quel est le côté qui s'aplatit? 2º Comment les bosses pariétales se déplacent-elles dans le sens antéro-postérieur? Mais ce n'est pas tout : les bosses pariétales se déplacent encore dans le sens vertical, car l'une paraît

(1) On sait, d'après les recherches de Budin, qu'en général quarante-huit heures après la naissance, la tête a repris sa forme normale ou à peu près. Budin, loc. cit.

presque toujours plus basse que l'autre. Comment se fait ce déplacement? y a-t-il abaissement d'une bosse pariétale, ou élévation de l'autre, ou encore les deux choses à la fois? Pour obtenir sur ce point une solution rigoureuse il aurait fallu faire pour ce déplacement vertical ce que nous avons fait pour le déplacement antéro-postérieur, c'est-à-dire mesurer la distance qui séparait chaque bosse pariétale d'un point de repère fixe, situé verticalement au-dessous d'elle et pris sur la tête, et répéter ces mensurations les jours suivants. Nous n'avons pas fait ces recherches et nous avouons que sur ce point notre travail présente une lacune. Néanmoins en lisant les observations qui vont suivre, on pourra se faire une idée, que nous croyons exacte, du déplacement des bosses pariétales dans le sens vertical. Voici ces observations que nous résumerons ensuite dans un tableau. Nous nous servirons toujours de l'abréviation « Distance N. P. » pour désigner la distance qui sépare la racine du nez des bosses pariétales.

OBSERVATION I.

Garçon de la nommée Emilienne Pa..., né le 13 mai 1880, à huit heures du matin. Poids 3,350 grammes. O. I. D. P. réduite. Durée totale du travail 15 heures, de la dilatation complète 40 minutes. Primipare.

Bosse séro sanguine, arrondie sur la partie postérieure du pariétal gauche. La région pariétale gauche est aplatie. La bosse pariétale de ce côté est plus basse et plus reculée que celle du côté opposé. Distances N. P : à gauche 8, 9; à droite 8, 2.

Nouvel examen le 15 mai. Le pariétal gauche est toujours plus aplati que le droit. Les bosses pariétales sont à peu près au même niveau. Dans son ensemble la tête a un peu maigri. Distances N. P : à gauche 8, 4; à droite 8, 2.

Troisième examen le 19 mai. La tête est très symétrique. Distances N. P : à gauche 8, 1 ; à droite, 8, 1.

OBSERVATION II.

Fille de la nommée Berthe Go..., née le 14 mai. Poids 3,200 grammes. O. I. D. P. réduite. Durée totale du travail 3 jours, de la dilatation complète 3 heures. Primipare.

La bosse séro-sanguine, peu marquée, est située sur la partie postérieure du pariétal gauche. La tête est très ossifiée, les sutures et les fontanelles sont très serrées. Le pariétal gauche est nettement reporté sur l'occipital ; son bord supérieur dépasse un peu celui du côté opposé ; comparé au droit il est aplati. Distances N. P. : à gauche 9, 2 ; à droite 8, 6.

Nouvel examen le 19 mai. Il n'y a plus de chevauchement mais l'asymétrie persiste. Du reste au niveau des bosses frontales et dans son ensemble la tête est asymétrique : c'est ainsi que la bosse frontale gauche est plus saillante que la droite ; de même l'écaille de l'occipital n'est pas régulière. L'enfant est malade, la tête ne se développe pas. Distances N. P : à gauche 9 ; à droite 8, 6.

OBSERVATION III.

Fille de la nommée Louise Fr..., née le 15 mai. Poids 2,700 grammes. O. I. G. P. Durée de la dilatation complète 1 heure. Primipare.

Tête très ossifiée. Bosse séro-sanguine très légère sur la partie postérieure du pariétal droit. La bosse pariétale droite est plus basse et plus en arrière que l'autre. Le bord postérieur du pariétal droit a chevauché sur l'occipital. Pas d'autre chevauchement, les sutures et les fontanelles sont très serrées. Distances N. P : à droite 8, 8 ; à gauche 8.

Nouvel examen le 17 mai. Les bosses pariétales sont à peu près symétriquement placées. Mais la région pariétale droite est toujours un peu plus aplatie que la gauche. Distances N. P : à gauche 8, 2 ; à droite, 8, 1.

Nouvel examen le 19 mai. La tête est très symétrique, elle a grossi quoique l'enfant soit très ictérique. Distances N. P : à droite 8, 5 ; à gauche 8, 5.

Observation IV.

Fille de la nommée Emilie Ched..., née le 16 mai. Poids 3,130 grammes. Est arrivée dans la salle d'accouchement avec la dilatation complète, et est restée environ une demi-heure avant d'accoucher. O. I. G. A. Primipare.

Déformation de la tête très manifeste. Bosse séro-sanguine, très marquée sur la partie supérieure du pariétal droit empiétant un peu sur la ligne médiane. Glissement du frontal et de l'occipital sous les pariétaux. Mais le bord postérieur du pariétal droit est plus reporté en arrière que celui du pariétal gauche. La bosse pariétale droite est moins résistante que la gauche. Distances N. P : à droite 8 ; à gauche 7, 5.

Nouvel examen le 18 mai. La tête a grossi, mais la même déformation persiste. Distances N. P : à droite 8, 5 ; à gauche 8.

Nouvel examen les jours suivants, l'asymétrie de la tête, loin de disparaître, s'exagère en se modifiant. La bosse pariétale droite est devenue très saillante, plus reculée et plus haute que l'autre. Il y a là une asymétrie primitive du crâne, indépendante du travail de l'accouchement, qui a persisté pendant tout le temps que l'enfant a été soumis à notre observation, et qui probablement sera définitive.

Observation V.

Fille de la nommée Marie Br..., née le 17 mai. O. I. G. A. Poids 3,300 grammes. Travail très rapide. Primipare.

Pas de bosse séro-sanguine. Léger chevauchement du bord postérieur du pariétal droit sur l'occipital. La bosse pariétale droite est plus basse que la gauche. Distances N. P : à droite 9, 6 ; à gauche 9.

Nouvel examen le 19 mai. La tête est devenue symétrique. Distances N. P : à droite 9, 2 ; à gauche 9.

Observation VI.

Fille de la nommée F.. , née le 18 mai. Poids 3,840 grammes.

Quartipare. Le travail a dû être très facile et très rapide comme on peut en juger par ce qui suit :

Cette femme fut apportée de la salle Sainte-Claire à la salle d'accouchement, la tête de l'enfant étant dégagée. Le mouvement de rotation interne montra qu'il s'agissait d'une O. I. G. A. Quoi qu'il en soit — et c'est à cause de cela que nous rapportons cette observation — la tête est remarquable par sa symétrie. Pas de chevauchement. Les bosses pariétales sont placées au même niveau. Distances N. P : à droite 8, 9; à gauche 9.

<h3 align="center">OBSERVATION VII.</h3>

Garçon de la nommée Met..., né le 18 mai. Poids 3190 grammes. O. I. G. A. Primipare. La période de dilatation complète a duré 11 heures ; la tête était à la vulve depuis 5 heures lorsqu'on se décida enfin à intervenir. Le seul fait de l'introduction des branches amena la sortie de l'enfant.

La tête est remarquablement déformée, aplatissement complet du côté droit, forme arrondie conservée à gauche, glissement du frontal et de l'occipital sous les pariétaux. Le bord postérieur du pariétal droit est notablement plus reculé sur l'occipital que celui du pariétal gauche. La bosse pariétale droite est plus basse que l'autre. Distances N. P : à droite 8, 3 ; à gauche 7, 9.

Nouvel examen 2 jours après. La tête est devenue symétrique.

L'enfant est malade, il a maigri. Distances N. P : à droite 8; à gauche 7, 9.

<h3 align="center">OBSERVATION VIII.</h3>

Fille de la nommée Legr..., née le 18 mai. Poids 2,950 grammes. O. I. G. A. Secundipare. Travail rapide.

Chevauchement du frontal et de l'occipital sous les pariétaux. Le bord supérieur du pariétal droit chevauche légèrement sur le gauche. Le bord postérieur du pariétal empiète plus sur l'occipital que le bord correspondant du pariétal gauche. La bosse pariétale droite paraît plus reculée que la gauche. Distances N. P : à droite 9; à gauche 8, 6.

Nouvel examen le 19 mai. Symétrie complète de la tête. Distances N. P : à droite 8, 7; à gauche 8, 7.

Observation IX.

Garçon de la nommée Del... O. I. D. P. réduite. Durée de la période de dilatation ignorée. Secundipare.

La tête est très dolicocéphale. Bosse séro-sanguine à gauche mais peu marquée. Toute la région pariétale gauche est reportée en arrière. Le bord postérieur du pariétal gauche chevauche sur l'occipital plus que celui du côté opposé. La suture fronto-pariétale est également plus large, plus tendue que la droite. Distances N. P : à gauche 10; à droite 9, 5.

Nouvel examen deux jours après. La tête est devenue presque complètement symétrique. Distances N. P : à gauche 9, 6; à droite 9, 4.

Observation X.

Garçon de la nommée Angèle Mous..., né le 24 mai. Poids 3,600 grammes. O. I. G. A. La période de la dilatation complète a duré 1/2 heure. Secundipare.

La tête est peu déformée, néanmoins le côté droit est plus aplati, et la bosse pariétale de ce côté est plus en arrière que l'autre. Chevauchement léger du bord supérieur du pariétal droit sur le bord correspondant du pariétal gauche. Distance N. P : à droite 9; à gauche 8, 8.

Nouvel examen deux jours après. Les bosses pariétales sont au même niveau. Distances N. P : à droite 8, 8; à gauche 8, 8.

Nous remarquons une asymétrie de l'occipital dont la moitié gauche est plus saillante que la moitié droite. De même la partie gauche de la voûte palatine est plus [profonde que [la partie droite.

Observation XI.

Garçon de la nommée R..., né le 5 mai. O. I. D. P. réduite. Durée de la dilatation complète 1 heure 1/2. Cette dilatation s'est faite avant que la partie fœtale ne fut profondément engagée. Secunpare.

La déformation de la tête est remarquable en ce qu'elle s'est produite comme s'il s'agissait d'une gauche. Cependant nous sommes bien sûr du diagnostic et d'ailleurs la bosse séro-sanguine située à gauche indiquait bien qu'il s'agissait d'une droite, et que nous ne nous étions pas trompé. Le côté droit est aplati, la bosse pariétale droite est plus reculée que la gauche. Pas de chevauchement marqué des os. Distances N. P : à droite 8, 5 ; à gauche 8.

Nouvel examen le lendemain. Tête symétrique. Distance N. P : à droite 8, 1 ; à gauche 8.

OBSERVATION XII.

Garçon de la nommée Mon..., né le 25 mai. O. I. D. P. réduite. Durée de la dilation complète 1 heure. Secundipare.

Bosse séro-sanguine considérable sur la partie postérieure du pariétal gauche. Les mensurations ne donnent pas de différence notable dans la situation des bosses pariétales. Glissement du frontal et de l'occipital sous les pariétaux. Le côté gauche de la tête est visiblement aplati. Distance N. P : à gauche 8, 6 ; à droite 8, 5.

OBSERVATION XIII.

Fille de la nommée Bret... O. I. G. A. Durée totale du travail 4 heures ; durée de la période de dilatation ignorée. Secundipare.

Déformation très notable. Les fontanelles et les sutures sont grandes mais tendues. Pas de chevauchement. La région pariétale droite est aplatie et la bosse pariétale correspondante plus reculée que celle du côté opposé. Les deux bosses pariétales sont au même niveau dans le sens vertical. Distances N. P : à droite 8, 5 ; à gauche 8.

Nouvel examen 2 jours après. Distances N. P : à droite 8, 2 ; à gauche 8.

L'occipital est irrégulier, sa moitié droite est plus saillante que sa moitié gauche, de même la bosse frontale gauche est un peu plus proéminente que la droite. Cette asymétrie ne disparaît pas.

Observation XIV.

Fille de la nommée Maria H... Poids 3,850 grammes. O. I. G. A. Durée de la dilatation complète 7 heures. Multipare.

Tête très ossifiée ne présentant qu'un glissement insignifiant de l'occipital sous les pariétaux. Bosse séro-sanguine à la partie postérieure du pariétal droit. Toute la région pariétale droite est aplatie et forme un contraste frappant avec la gauche. Néanmoins les deux bosses pariétales sont au même niveau. Distances : N. P : à gauche 8, 5 ; à droite 8, 5.

Observation [XV.

Fille de la nommée Eu. Ri.., née le 2 juin. Poids 3350 grammes. O. I. D. P. réduite. Durée de la dilatation complète 10 minutes. Multipare.

Tête très ossifiée ; côté gauche plus aplati que le droit et la bosse pariétale gauche plus reculée que l'autre. Il n'y a qu'un seul chevauchement notable, c'est celui du bord postérieur du pariétal gauche sur l'occipital. Distances N. P. : à gauche 8,5 ; à droite 8,2.

Nouvel examen le lendemain. Tête symétrique. Distances N. P. : à gauche 8,1 ; à droite 8,1.

Observation XVI.

Garçon de la nommée Arm. N..., né le 3 juin. Poids 3850 grammes. O. I. D. T. réduite. Durée de la dilatation complète, 10 minutes. Secundipare.

Tête grosse, ossifiée. Tout le côté gauche de la tête est aplati : cela se remarque au toucher autant qu'à la vue. Au niveau de la suture fronto-pariétale gauche, il y a une légère dépression. Chevauchement sur l'occipal plus marqué pour le pariétal gauche que pour le droit. Distances N. P. : à gauche 9,6 ; à droite 9,1.

Nouvel examen le lendemain. Symétrie de la tête. Distances P , : à gauche 9,1 ; à droite 9.

Observation XVII.

Fille de la nommé Guil..., née le 3 juin. Poids 2800 grammes.
O. I. G. A. Période de dilatation complète très courte. Secundipare.

Cette tête est déformée. Ce qui nous frappe, c'est que la bosse pariétale droite est notablement plus basse que la gauche. Il y a un aplatissement du pariétal gauche, mais il ne semble porter que sur la moitié supérieure de cet os ; le bord supérieur de ce même pariétal a glissé au-dessous de l'autre. Bosse pariétale droite plus reculée que la gauche. Distances N. P. : à droite 8,5 ; à gauche 8,3.

Nouvel examen le lendemain. Distances N. P. : à droite 8,2 ; à gauche 8,2.

Observation XVIII.

Fille d'Alph. Lam..., née au pavillon Tarnier le 7 juin. O. I. G. A. Poids 2970 grammes. Durée de la dilatation complète, 10 minutes. Multipare.

Les deux bosses pariétales sont au même niveau. Le bord postérieur du pariétal droit a chevauché sur l'occipal un peu plus que le gauche. A gauche nous remarquons une dépression au niveau de la suture fronto-pariétale. Nous avons examiné le bassin qui ne présentait rien d'irrégulier. Distances N. P. : à droite 8,2 ; à gauche 8,2.

Nouvel examen le lendemain. La tête est symétrique, et la dépression, qui se trouvait au niveau de la suture fronto-pariétale gauche, a disparu. Distances N. P. : à droite 8,1 ; à gauche 8,1.

Observation XIX.

Garçon de la nommée Adel. S..., né le 8 juin. Poids 2725 grammes. O. I. G. A. Durée de la dilatation complète, 15 minutes. Primipare.

Glissement marqué mais égal des deux côtés de l'occipal sous les pariétaux. Distances N. P. : à droite 8,9 ; à gauche 8,7.

Nouvel examen le lendemain. La tête a diminué de volume. Distance N. P. : à droite 8,6 ; à gauche 8,6.

OBSERVATION XX.

Fille de la nommée Marie Bid..., née le 9 juin. Poids 3585 grammes. O. I. D. P. réduite. Durée de la dilatation complète 35 minutes. Primipare.

Côté gauche légèrement plus aplati que le côté droit. Bosse pariétale gauche visiblement plus reculée que la droite et située un peu au-dessous. Distances N. P. : à gauche 9 ; à droite 8,3.

Nouvel examen le lendemain. La tête est symétrique dans ses régions pariétales. Distances N. P. : à gauche 8,5 ; à droite 8,5.

La bosse frontale gauche est plus saillante que la droite.

Cette déformation persiste pendant tout le temps que l'enfant reste à l'hôpital. C'est une asymétrie définitive.

OBSERVATION XXI.

Garçon de la nommée Irma Cau..., né le 12 juin. O. I. G. A. Durée de la période de dilatation 1 heure. Primipare.

Tête très symétrique. Léger chevauchement du frontal et de l'occipital sous les pariétaux. Distances N. P. : à droite 8,3 ; à gauche 8,3.

TABLEAU RÉSUMANT LES OBSERVATIONS PRÉCÉDENTES.

(Les observations ont été groupées, non plus d'après l'ordre chronologique, mais d'après la position du sommet.)

N° de l'observation.	Primipare ou Multipare.	Position.	Distance N. P. immédiatement après la naissance.		Distance N. P. quand la tête est devenue semétrique.		OBSERVATIONS PARTICULIÈRES.
I	P.	O. I. D. P. (1).	Dist. N. P.	à gauche. 8,9 à droite.. 8,2	Dist. N. P.	à gauche. 8,1 à droite . 8,1	
II	P.	O. I. D. P.	Dist. N. P.	à gauche. 9,2 à droite.. 8,6	Dist. N. P.	à gauche. 9,» 1 droite.. 8,6	Asymétrie originelle au niveau des bosses frontales et dans l'ensemble de la tête.
XX	P.	O. I. D. P.	Dist. N. P.	à gauche. 9,» à droite.. 8,3	Dist. N. P.	à gauche. 8,5 à droite.. 8,5	Asymétrie originelle du frontal.
IX	M.	O. I. D. P.	Dist. N. P.	à gauche. 10,» à droite.. 9,5	Dist. N. P.	à gauche. 9,6 à droite.. 9,4	
XI	M.	O. I. D. P	Dist. N. P.	à gauche. 8,» à droite.. 8,5	Dist. N. P.	à gauche. 8,» à droite.. 8,1	La déformation s'est faite comme s'il s'agissait d'une gauche.
XII	M.	O. I. D. P.					La tête est complètemeut symétrique.
XV	M.	O. I. D. P.	Dist. N. P.	à gauche. 8,5 à droite.. 8,2	Dist. N. P.	à gauche. 8,1 à droite.. 8,1	
XVI	M.	O. I. D. P.	Dist. N. P.	à gauche. 9,5 à droite.. 9,1	D » N. P.	à gauche. 9,1 à droite.. 9,»	
III	P.	O. I. G. A.	Dist. N. P.	à droite.. 8,8 à gauche. 8,»	Dist. N. P.	à droite.. 8,2 à gauche. 8,1	
IV	P.	O. I. G. A.	Dist. N. P.	à droite.. 8,» à gauche. 7,5	Dist. N. P.	à droite.. 8 5 à gauche. 8,«	Asymétrie originelle des régions pariétales.
V	P.	O. I. G. A.	Dist. N. P.	à droite.. 9,6 à gauche. 8,»	Dist. N. P.	à droite.. 9,3 à gauche. 9,»	
VII	P.	O. I. G. A.	Dist. N. P.	à droite.. 8,2 à gauche. 7,9	Dist. N. P.	à droite.. 8,» à gauche. 7,9	
XIX	P.	O. I. G. A.	Dist. N. P.	à droite.. 8,9 à gauche. 8,7	Dist. N. P.	à droite.. 8,6 à gauche. 8,6	
XXI	P.	O. I. G. A.					Tête très symétrique.
VI	M.	O. I. G. A.					Symétrie parfaite de la tête.
X	M.	O. I. G. A.	Dist. N. P.	à droite.. 9, à gauche. 8,8	Dist. N. P.	à droite.. 8,8 à gauche. 8,8	Asymétrie de l'occipital et de la voûte palatine.
XIII	M.	O. I. G. A.	Dist. N. P.	à droite.. 8,5 à gauche. 8,»	Dist. N. P.	à droite.. 8,2 à gauche. 8,»	Asymétrie originelle de l'occipital et du frontal.
XIV	M.	O. I. G. A.	Dist. N. P.	à droite.. 8,5 à gauche. 8,5			Aplatissement très marqué à droite, bien que les 2 bosses pariétales soient au même niveau
XVII	M.	O. I. G. A.	Dist. N. P.	à droite.. 8,5 à gauche. 8,8	Dist. N. P.	à droite.. 8,2 à gauche. 8,2	
XVIII	M.	O. I. G. A.					Symétrie des régions pariétales.
VIII	M.	O. I. G. A.	Dist. N. P.	à droite.. 9,» à gauche. 8,6	Dist. N. P.	à droite.. 8,7 à gauche. 8,7	

(1) Il s'agit toujours de droites postérieures réduites.

Une première remarque doit être faite. A côté de la déformation pariétale, principal objet de nos recherches, et sur laquelle nous allons revenir, nous avons trouvé, quoique plus rarement, d'autres asymétries, irrégulières comme siège, ne portant souvent que sur un seul os, coïncidant parfois avec une asymétrie de la voûte palatine, et ayant pour caractère essentiel de ne pas disparaître et de ne pas diminuer dans les jours qui suivent l'accouchement.

Ce sont des asymétries primitives ou originelles qui doivent très probablement persister dans l'âge adulte. Nous en avons déjà parlé dans le chapitre précédent en décrivant les trois têtes des fœtus extraits par la section césarienne.

Elles ont été signalées par la plupart des auteurs qui ont fait des recherches analogues aux nôtres. Nous avons déjà indiqué l'opinion de Stadfeldt sur la scoliose des vertèbres crâniennes.

Étudiant comme nous la déformation pariétale du crâne, Dohrn (1) dit incidemment : « Je dois faire remarquer que la position des tubérosités pariétales ne dépend pas uniquement et simplement de la déformation d'un pariétal *in toto*, mais qu'on doit aussi, jusqu'à un certain point, tenir compte de la situation variable que cette tubérosité occupe par rapport à l'os lui-même. » Welcker, cité par Küneke (2) a fait une remarque analogue. Il est vrai que Küneke s'inscrit en faux contre l'opinion de ces auteurs que nous regardons comme extrêmement juste.

<hr>

(1) Dohrn. Monatssch. f. Geburtsk., Bd. XXIV, p. 418.
(2) Küneke. Die vier Factoren der Geburt, p. 297, etc. Berlin, 1869.

Wisthshire, dans un passage que nous avons déjà cité, émet l'avis que cette asymétrie normale doit avoir une certaine influence sur la position, quand c'est la tête qui se présente. Dans nos observations, les asymétries originelles, que nous avons constatées, n'étaient pas assez prononcées pour pouvoir jouer un rôle important dans le mécanisme de l'accouchement, néanmoins nous croyons qu'il faut tenir compte de l'opinion de Wisthshire. En effet, dans le bassin, chaque tête doit *s'accomoder à sa manière*, suivant sa forme et suivant la forme de la cavité pelvienne. C'est ce que prouve bien le fait suivant que M. Tarnier a eu la bonté de nous communiquer. Une de ses clientes, d'origine anglaise, femme d'un médecin, était arrivée au terme de sa première grossesse ; l'enfant se présentait par le sommet en position occipito-iliaque droite postérieure. La rotation ne se faisant pas spontanément, M. Tarnier fit tourner artificiellement la tête avec le doigt, et ramena l'occiput en avant. Mais bientôt l'occiput tourna de nouveau en arriére et la position occipito-iliaque droite postérieure se reproduisit. M. Tarnier fit la rotation artificielle à trois reprises différentes, et chaque fois l'occupat reprit sa position primitive. L'accouchement fut terminé par une application de forceps, et l'occiput dégagé en arrière. En examinant l'enfant on était frappé de la saillie extraordinaire du front, disposition qu'on retrouvait aussi chez le père. Sur une tête ainsi déformée, la saillie du front l'emportait de beaucoup sur celle de l'occiput, et l'on comprend que, la tête étant fléchie, le front devait jouer le rôle que joue l'occiput, lorsque la tête est normale.

Si maintenant nous passons en revue nos observations pour voir ce qu'elles nous apprennent sur *la déformation pariétale*, nous voyons qu'elle existe le plus souvent dans les accouchements spontanés par le sommet, qu'il s'agisse de positions gauches antérieures ou de droites postérieures (1). Sur 21 cas, elle n'a manqué que 4 fois, 1 fois pour une droite postérieure, 3 fois pour des gauches antérieures. (Observations VI, XII, XVIII, XXI.)

Cette déformation disparaît au bout de 24, 48 heures après l'accouchement; plus rarement elle ne disparaît qu'au bout de 3 jours, ce qui prouve qu'elle est bien un phénomène plastique, qu'elle est bien due aux pressions que la tête subit dans son passage à travers le canal pelvi-génital.

Elle consiste en un aplatissement général de la région pariétale, qui pendant le travail était en rapport avec la paroi antérieure du bassin, et en un recul de la bosse pariétale du même côté. Le plus souvent cette même bosse pariétale paraissait abaissée par rapport à l'autre; il est donc probable qu'elle s'était déplacée dans le sens vertical comme dans le sens antéro-postérieur. Néanmoins, nous ne pouvons rien affirmer sur ce point, et nous avons dit pourquoi.

Une fois (observation XI) la déformation pariétale s'est produite sur le côté de la tête, qui était en rapport avec la paroi postérieure du bassin. Ce fait est resté pour nous inexpliqué; nous pensons qu'il est dû à quelque disposition particulière du canal pelvi-génital que nous avons omis d'examiner.

Ainsi la région pariétale qui pendant le travail se trouve en rapport avec la paroi antérieure du bassin,

(1) Nous l'avons constatée aussi pour des gauches postérieures, mais nous n'avons pas pris les observations.

s'aplatit, et la bosse du pariétal de ce côté recule.
Dohrn (1) est d'un avis différent : « J'ai mesuré, dit-il,
un grand nombre de têtes d'enfants, et j'ai noté avec
soin l'aspect qu'elles présentaient dans les quarante
derniers accouchements que j'ai observés, accouchements qui avaient eu lieu dans des bassins normaux.
Dans les premières heures qui suivaient la naissance (2),
je plaçais un petit cyrtomètre horizontalement au niveau
de la plus grande circonférence du crâne ; je notais à
quels anneaux de la chaîne correspondaient la suture
frontale, les tubérosités pariétales, la protubérance oc-
cipitale, et je dessinais sur une feuille de papier divisée
en carrés la forme que présentait le cyrtomètre. Sur ces
quarante cas j'ai trouvé trente-huit fois l'existence d'une
déformation oblique latérale ; c'était toujours la partie
de la tête fœtale qui était en rapport avec le promontoire qui avait subi cette déformation. Si cette
partie était poussée en avant, l'occiput, pendant
l'accouchement s'était trouvé situé profondément.

(1) Dohrn. Loc. cit.

(2) Ce procédé est défectueux, car les phénomènes plastiques com-
mencent à disparaître tout de suite après la naissance. A ce propos di-
sons que Küneke et d'autre auteurs allemands parlent souvent d'examens qu'ils ont faits sur des crânes de fœtus desséchés et conservés
dans les musées pour résoudre des questions analogues à celle que
nous traitons. Les résultats ainsi obtenus ne peuvent avoir aucune va-
eur. Les tissus fibreux qui remplissent les sutures et les fontanelles,
en se desséchant, exercent des tractions sur les os et modifient leurs
rapports.

Un procédé excellent pour étudier les phénomènes plastiques dont la
tête est le siège pendant l'accouchement consisterait à prendre immédiatement après la naissance les fœtus morts pendant le travail, à les sus-
pendre par les pieds dans une boîte spacieuse percée de trous, qu'on
recouvrirait ensuite d'un mélange réfrigérant. Une fois la congélation
obtenue, on enlèverait le cuir chevelu, et on pourrait étudier à loisir les
rapports des os. L'idée de ce procédé appartient à M. Tarnier.

Si la disposition contraire existait, c'était le sinciput qui s'était trouvé placé profondément. » En d'autres termes, voici ce que Dorhn veut dire : « Lorsque l'accouchement se fait en position occipito-iliaque gauche antérieure, le pariétal gauche qui se trouve en rapport avec le promontoire, s'avance vers le front ; lorsque, au contraire, le sommet est placé en position occipito-iliaque droite postérieure, c'est le pariétal droit, qui, se trouvant en rapport avec l'angle sacro-vertébral, se rapproche du front. »

Pour mieux montrer en quoi consiste la différence qui sépare mon opinion de celle de Dorhn, je prends un exemple. Soit la tête d'un fœtus dont l'accouchement s'est fait en occipito-iliaque gauche antérieure ; si on examine cette tête immédiatement après la naissance, on voit tout de suite que les deux régions pariétales ne sont pas symétriques, et que l'une des bosses pariétales est située sur un plan antérieur par rapport à l'autre ; pour Dorhn, c'est la bosse du pariétal postérieur (dans l'espèce, c'est la gauche) qui s'est avancé vers le front ; pour moi c'est la bosse du pariétal antérieur (le droit) qui a reculé vers l'occiput. Nous décrivons tous les deux la même asymétrie, mais nous l'interprétons d'une façon différente.

Il est même certain que si je m'étais contenté d'examiner les têtes immédiatement après la naissance sans renouveler les examens les jours suivants, j'aurais pu croire comme Dohrn que la bosse du pariétal postérieur s'avance vers le front au lieu d'admettre que c'est la bosse du pariétal antérieur qui recule vers l'occiput. Mais en mesurant immédiatement après la naissance la distance qui séparait chaque protubérance pariétale de la racine du nez, en répétant ces mensurations les jours suivants, j'ai pu me convaincre que la protubérance du pariétal postérieur n'avait presque pas bougé, tandis que celle du pariétal antérieur avait reculé, puisque je la voyais peu à peu se rapprocher de la racine du nez, ne s'arrêtant que lorsqu'elle s'était placée au niveau de l'autre. Je crois donc que mes conclusions sur ce point sont très légitimes.

Dohrn admet encore que le côté du crâne aplati est celui qui se trouvait en rapport avec le promontoire. Dans la plupart de nos observations, c'est le contraire que nous avons noté. Comme nous l'avons déjà dit, nous n'avons pas voulu nous en tenir à un seul examen; à l'aide de lames de plomb, nous prenions immédiatement après la naissance la circonférence occipito-pariéto-frontale, et nous dessinions cette circonférence sur une feuille de papier; nous répétions cette petite opération les jours suivants, et en comparant les dessins successifs de chaque tête, il nous a été facile de voir : 1° que le côté aplati était toujours le côté qui pendant le travail s'était trouvé en rapport avec la paroi antérieure du bassin; 2° qu'il s'agissait bien d'un aplatissement de cette région pariétale, car peu à peu elle reprenait une courbure analogue à celle du côté opposé.

Dans nos observations, la déformation pariétale a manqué quatre fois et trois fois chez des multipares; trois fois aussi pour des gauches antérieures, une seule fois pour une droite postérieure; il nous a semblé enfin qu'elle était d'autant plus marquée que le mouvement de rotation était plus long et plus difficile. Mais c'est là un point sur lequel nous allons insister dans le chapitre suivant.

CHAPIRE III.

EN QUEL POINT DU CANAL PELVI-GÉNITAL ET POURQUOI LA DÉFORMATION PARIÉTALE SE PRODUIT-ELLE?

Dohrn, que nous venons de citer, admet que la déformation pariétale se produit au niveau du détroit supérieur. Il dit, en effet : « On sait aussi que le côté de la tête, qui est dirigé en arrière, est habituellement aplati, tandis que la courbure de celui qui est dirigé en avant est exagérée. » Et plus loin : « Le côté aplati de la tête est presque toujours celui qui était dirigé vers le promontoire (1). » Ainsi, pour Dohrn le pariétal postérieur s'aplatit parce qu'il supporte au niveau de l'angle sacro-vertébral une pression bien plus grande que celle supportée par le pariétal antérieur au niveau du pubis.

Duncan (2), qui cite textuellement plusieurs pages du mémoire de Dohrn, et qui s'en sert pour combattre les idées de Küneke sur le mouvement synclitique de la tête du fœtus, s'élève contre le rôle que Dohrn fait jouer au promontoire. « Avant de conclure, dit-il, nous devons faire quelques remarques sur les intéressantes observations de Dohrn. Nous devons prier le lecteur de ne pas croire que nous acceptons les opinions de Dohrn, relativement au rôle que jouerait le promontoire dans la

(1) Dohrn. Loc. cit.
(2) Duncan. Sur le mécanisme de l'accouchement normal et pathologique. Traduit par P. Budin, p. 227.

production de la déformation oblique lorsque l'accouchement est normal. Pour nous Dohrn est manifestement dans l'erreur... »

Bien que Dohrn ait fait ses observations sur des têtes d'enfants nés spontanément, appartenant à des femmes dont les bassins étaient normaux, nous pensons que ses conclusions lui ont été un peu dictées par ce qui se passe chez les femmes qui ont des rétrécissements rachitiques, soit que le travail se termine seul, soit qu'on ait recours à une intervention. Dans ces cas l'obstacle siège au détroit supérieur, et le diamètre rétréci est le diamètre antéro-postérieur. La tête se plaçant en position transversale, comme cela arrive ordinairement dans les bassins rétrécis, les diamètres transverses de la tête se trouvent saisis entre le promontoire et le pubis, et, comme le promontoire fait une saillie très marquée, le pariétal postérieur s'aplatit et se déprime. Ces dépressions du pariétal qui se trouve en rapport avec l'angle sacro-vertébral dans les bassins rétrécis sont souvent observées. Nous en rapportons deux exemples dans les deux observations suivantes, intéressantes à plus d'un titre.

Obs, XXII. — Rétrécissement rachitique. Diamètre promonto-sous-pubien 10 centimètres. Application de forceps. Dépression sur la région pariétale droite due à la saillie du promontoire. Effets remarquables de l'application d'une ventouse sur cette dépression.

Sarah Hœk..., ménagère, 34 ans, entrée à la Maternité le 17 février 1880, salle Sainte-Adélaïde, n° 4.

C'est une rachitique qui n'a marché qu'à 7 ans. Courbure caractéristique des jambes; doigts en baguette de tambour. Bassin vicié : diamètre promonto-sous-pubien 10 centimètres.

Réglée à 13 ans, mariée à 21, elle a mené à terme 5 grossesses et donné naissance à 5 enfants vivants, mais avec des accouchements plus ou moins difficiles. comme on peut le voir par le tableau suivant :

1er accouchement garçon. Présentation de l'épaule. Version.
2e   id.   garçon. Sommet. Accouchement spontané.
3e   id.   fille.   id.   id.
4e   id.   garçon.   id.   Forceps.
5e   id.   id.   id.   id.

Elle a nourri tous ses enfants et a même pris un nourrisson pendant quelques mois. Huit jours après la naissance de son quatrième enfant elle a été prise d'arthrite à l'articulation radio-carpienne droite. On l'a soigné pendant 6 mois. Guérison par ankylose. Pas de rhumatisme dans la famille, mais dans le cours de cette quatrième grossesse elle habitait un logement très humide.

État actuel. Dernières règles le 8 avril 1879; elles ont duré 3 jours. Cette dernière grossesse n'a été marquée que par une inflammation du genou droit sur la nature de laquelle la malade ne peut nous donner aucun renseignement, mais qui l'a obligée à garder le lit pendant 4 mois.

Elle se présente à l'hôpital dans un état de fatigue très marqué Elle tousse beaucoup. Ses sommets ne sont pas malades.

Présentation du sommet en O. I. G. A. La tête est très mobile au-dessus du détroit supérieur.

Premières douleurs le 17 février à 2 heures de l'après-midi.

Le lendemain à 5 heures du soir, la malade est conduite à la salle d'accouchement; la dilatation était grande comme une pièce de 5 francs.

Rupture artificielle de la poche des eaux à 9 heures du soir. La position qui au début du travail était une gauche antérieure s'est transformée en une gauche transversale. La malade a de bonnes contractions et la tête appuie fortement sur le détroit supérieur qu'elle ne peut franchir.

A 10 heures, la dilatation étant complète, M. Tarnier, fait donner du chloroforme et applique son forceps : application oblique, branche gauche la première. Au bout de 5 ou 6 minutes de traction, tête franchit brusquement le détroit supérieur, éprouvant comme une sorte de ressaut sur le promontoire. La rotation est faite facilement et le dégagement aussi.

L'enfant est un garçon du poids de 3750 grammes' il ne fait que 2 ou 3 respirations spontanées immédiatement après sa naissance ;

on l'insuffle pendant plusieurs heures sans pouvoir le ranimer à la vie.

A la partie antérieure de son pariétal droit, il porte une dépression profonde, en forme de gouttière parallèle à la suture fronto-pariétale. Pendant qu'on l'insuffle, M. Tarnier applique une ventouse sur cette dépression, et fait le vide : aussitôt une inspiration spontanée se produit. L'expérience est renouvelée, une seconde, puis une troisième fois avec le même succès.

A l'autopsie, nous avons trouvé que la partie antérieure du pariétal droit avait été comme pliée sur elle-même, d'où lo dépression qu'on constatait. Il n'y avait pas de fracture.

Dans l'observation suivante, que nous devons à l'obligeance de M. Tarnier, on voit l'accouchement se faire spontanément dans un bassin notablement rétréci, et amener néanmoins une fracture du frontal. Quelques phénomènes de paralysie se sont produits, pour disparaître bientôt après. L'enfant a survécu ; mais nous ne savons pas ce qu'il est devenu depuis sa sortie de l'hôpital.

Obs. XXIII. — Accouchement spontané. Bassin rétréci ; diamètre sacro-sous-pubien, 0,105. Enfant vivant. Fracture du frontal gauche. (Observation recueillie par mon excellent collègue et ami J. Berthaud, interne du service.)

Rosalie Alexandre, primipare, âgée de 22 ans, se présente au pavillon Tarnier, n° 4, le 16 janvier 1881 à 1 heure du soir.

L'orifice utérin est dilaté de la grandeur de la paume de la main, les membranes bombent fortement dans le vagin et dans l'intervalle d'une contraction utérine, le doigt arrive sur le sommet situé au-dessus du détroit supérieur, car l'angle sacro-vertébral et la première vertèbre sacrée font dans la cavité pelvienne une saillie anormale.

La dilatation est complète à 2 heures du soir. On rompt les membranes, et on constate que le diamètre sacro-sous-pubien mesure 0, 105 (sans déduction). Aussitôt après l'issue du liquide l'orifice revient sur lui-même ; il ne se redilate que lentement, l'utérus du reste ne se contracte plus aussi souvent.

L'examen vaginal est répété plusieurs fois, à 4 heures du soir, la dilatation était complète.

Les bruits du cœur sont toujours normaux.

Le sommet, placé en O. I. G. A., se maintient au-dessus du détroit. A 4 h. 30 m., il a franchi cette ouverture et, le 16 janvier à 5 h. 30 du soir, l'accouchement se termine spontanément après un travail de 22 h. 30 minutes.

La tête n'a exécuté son mouvement de rotation interne qu'à l'orifice vulvaire ; ce dernier était déjà entr'ouvert comme une pièce de 5 francs, et la fontanelle postérieure était encore à gauche et en avant.

Cette femme est d'une taille moyenne ; les membres supérieurs et inférieurs ne sont pas déformés, les cuisses pourtant sont courtes et légèrement arquées, surtout la cuisse droite.

La parturiente n'a pas été malade dans son enfance ; mais jusqu'à l'âge de 6 ans elle n'a marché qu'en se traînant sur le siège.

Après la sortie de l'enfant qni est du sexe masculin, du poids de 2570 grammes, on voit s'écouler une assez notable quantité de méconium dilué.

La respiration s'établit, mais l'enfant ne crie pas ; en l'examinant. on s'aperçoit que la tête a été considerablement déformée par son passage à travers le canal pelvi-génital ; et l'angle sacro-vertébral a déterminé au niveau du frontal gauche une *fracture avec enfoncement*. La tête est très allongée de l'occiput au menton, elle est manifestement asymétrique. La bosse pariétale droite est plus en arrière et un peu plus élevée que la bosse pariétale gauche de telle sorte que la ligne qui réunit les deux bosses, au lieu d'être transversale est oblique de droite à gauche, d'arrière en avant et un peu de haut en bas.

Le cuir chevelu est rouge foncé au niveau de la bosse pariétale droite.

Les deux pariétaux chevauchent sur l'occipital.

La déformation du frontal gauche est caractéristique d'une fracture.

La dépression produite par l'angle sacro-vertébral se trouve sur la portion horizontale de l'os à l'extrémité externe de l'angle que forme cette portion horizontale avec la portion verticale ou antérieure ; sur le prolongement par conséquent d'une ligne verticale partant de l'apophyse orbitaire externe.

La dépression, limitée nettement en avant par une arête saillante curviligne, est mal limitée en arrière et sur les côtés. On dirait que cet enfoncement a été produit par la pulpe d'un doigt ; il se continue en arrière avec deux dépressions en forme de gouttière qui diminuent progressivement et se dirigent l'une obliquement d'avant en arrière et de dehors en dedans, l'autre obliquement d'avant en arrière et de dedans en dehors.

Cette lésion s'accompagne d'une saillie normale de l'angle du frontal gauche qui contribue à limiter la fontanelle antérieure.

Il est évident que l'arête saillante qui limite en avant l'enfoncement du frontal est constituée par l'un des bords de la solution de continuité de l'os, l'autre bord faisant saillie à l'intérieur de la cavité crânienne.

Cette fracture a produit deux ordres de phénomènes : de la compression cérébrale et une paralysie faciale du côté droit.

L'enfant est dans un état comateux dont on le tire assez facilement par des excitations de la peau. Sa respiration est un peu fréquente et irrégulière ; les contractions du cœur sont régulières et les bruits normaux.

Les membres supérieurs et inférieurs ne sont nullement paralysés, mais immédiatememt après la naissance leurs mouvements étaient rares et peu marqués, ils ne se manifestaient que lorsqu'on excitait vivement la peau. Une demi-heure après, l'enfant a commencé à agiter ses membres, les mouvements sont devenus presque continuels mais ne paraissent pas être convulsifs.

En même temps la respiration est devenue plus fréquente, plus régulière et les cris un peu plus distincts.

Le côté droit de la face est manifestement paralysé. La bouche déviée. La commissure labiale droite est abaissée. La diffrence de niveau des deux commissures labiales est beaucoup plus nette quand l'enfant essaye de crier.

L'aile gauche du nez est seule soulevée à chaque mouvement respiratoire, l'aile droite est absolument immobile.

L'œil droit est entr'ouvert tandis que l'œil gauche est fermé.

La paupière supérieure peut être relevée, son muscle releveur n'est donc pas paralysé ; elle retombe quand le muscle cesse de se contracter, mais l'œil droit ne peut être complètement fermé parce que le muscle orbiculaire correspondant est paralysé. Ce globe oculaire oscille avec facilité de dedans en dehors et de dehors en dedans, mais seulement dans la partie supérieure de l'orbite car il ne peut être abaissé.

La dilatation des pupilles est égale des deux côtés.

Quand l'enfant crie, le côté droit de la face ne présente aucune ride.

Aucun muscle de ce côté ne se contracte. La joue droite est saillante, lisse et unie, elle se gonfle à l'occasion des mouvements expiratoires, ce qui n'arrive pas souvent parce que l'enfant respire presque exclusivement par le nez.

L'enfant a pu boire du lait, mais il n'avale pas très bien ; une partie du lait reste dans la bouche, plusieurs mouvements de déglutition sont nécessaires pour avaler une toute petite gorgée de lait et encore une portion s'écoule par le côté droit de l'orifice buccal.

La luette ne paraît pas déviée.

La langue a un aspect normal.

Des muscles masticateurs fonctionnent très bien et l'enfant serre fortement entre ses maxillaires un doigt introduit dans la bouche.

Etant donnés les symptômes de compression cérébrale, la paralyse faciale et l'état peu rassurant de l'enfant, j'ai essayé de faire disparaître l'enfoncement qui causait les accidents. J'ai employé d'abord des pressions méthodiques qui n'ont produit aucun résultat. N'ayant à ma disposition aucun instrument pour pratiquer le relèvement de l'os, j'ai introduit la pointe d'un tenaculum dans le foyer de la fracture jusque sous la portion la plus enfoncée du frontal, mais les tractions que j'ai exercées n'ont produit aucun résultat. J'ai retiré le tenaculum et fermé la petite place avec du collodion. La plaie a guéri sans accident.

Vers 7 heures du soir, le bord supérieur du pariétal droit était notablement plus élevé que celui du côté gauche, et l'état de l'enfant paraissait s'améliorer.

Le 17, ce matin à 10 heures les muscles du front et le muscle orbiculaire du côté droit se contractent aussi bien que les muscles du côté gauche.

L'aile droite du nez se meut à chaque inspiration mais la joue est toujours flasque. La langue est déviée à droite. La luette n'est pas déviée. La diminution de la paralysie a été progressive. C'est le muscle frontal qui s'est contracté le premier, puis l'orbiculaire, après l'orbiculaire ce sont les muscles qui meuvent l'aile du nez qui ont recouvré leurs mouvements.

A 1 heure de l'après-midi les muscles de la joue se contractent un peu et le sillon naso-labial se dessine, moins accusé cependant que le gauche et la déviation de la bouche est arrondie.

La langue est toujours dans le même état, la luette n'est pas déviée.

L'enfant a bu une petite quantité de lait.

Ce soir les muscles de la joue droite se contractent un peu mieux mais pas encore aussi bien que ceux de la joue gauche.

L'enfant n'a voulu prendre le sein qu'une fois. La situation du frontal n'a pas changé. La tête s'est un peu arrondie mais la bosse pariétale droite est toujours dans le même état et les pariétaux, dont le droit est plus élevé que le gauche, chevauchent toujours sous l'occipital. Poids, 2,500 gr.

Le 18. Aujourd'hui l'enfant n'a pas voulu téter, il a bu un peu de lait à la cuiller. La paralysie faciale a entièrement disparu, les muscles de la joue droite se contractent bien mais la langue est encore un peu déviée à droite. Poids, 2,370 gr.

Le 19. L'enfant n'a voulu téter qu'une fois, il commence à s'amaigrir; son poids est de 2,290 gr. (pas de garde-robe). La langue est encore un peu déviée à droite.

Le 20. L'enfant n'a pas voulu prendre le sein. Il boit du lait à l'aide de la cuillère, mais il s'amaigrit, les selles sont jaunes brunes. La langue ne paraît plus déviée. Poids, 2,215 gr.

Les jours suivants l'enfant a tété un peu, mais il n'a pas cessé de diminuer de poids, comme on peut le voir par le tableau ci-dessous.

Le 21. 2,280 grammes.

Le 22. 2,240   »

Le 23. 2,225   »

Le 24. 2,195   »

Il est sorti en assez bon état. Aucun symptôme de paralysie faciale n'a reparu. Sa tête s'est arrondie mais l'aspect du frontal fracturé n'a pas changé. Le poids est de 2,190 gr.

Dimètres de la tête à la naissance : O. M., 0,12; O. F., 0,118; S. O. B., 0,092; B. P., 0,094.

Diamètres à la sortie : O. M., 0,123; O. F., 0,116; S. O. B., 0,095; B. P., 0,094.

Les suites de couches de la mère ont été normales.

Nous aurions pu multiplier les exemples de ces dépressions ou enfoncements que la tête subit au niveau
du promontoire dans les bassins rétrécis. Mais dans les
bassins normaux les conditions sont bien différentes.
La descente de la tête à travers le détroit supérieur et
l'excavation se fait sans difficulté. « Dans l'accouchement
normal, dit Duncan (1), la tête n'est soumise à aucune
pression au niveau du promontoire. » Il est donc peu probable que dans une descente aussi facile elle subisse des
déformations importantes. Nous avons pu constater, en
effet, que ces déformations n'existaient pas dans un cas
où nous avons fait l'autopsie d'une femme morte d'é-
clampsie pendant le travail, la tête étant tout entière
dans l'excavation. Voici, du reste, les notes que nous
avons prises sur cette intéressante autopsie.

OBSERVATION XXIV (2).

Le 4 mai 1880, mourait à la Maternité une femme éclamptique,
la nommée Prenon, femme Hapel, couturière, primipare, âgée de
31 ans. Elle était enceinte d'environ 8 mois. Le travail avait commencé avec les premiers accès, mais il s'était bientôt arrêté laissant le col dilaté comme une pièce de 5 francs. La mort de l'enfant
avait précédé de 4 à 5 heures celle de la mère. Il se présentait par
le sommet en position gauche, la tête profondément engagée dans
l'excavation. Le maximum des bruits du cœur fœtal avait été
marqué au-dessous de l'ombilic, à 3 centimètres à gauche de la
ligne médiane.

L'occasion se présentant rarement d'ouvrir une femme, arrivée
au voisinage du terme, morte en travail sans avoir accouché, nous
nous sommes attaché à étudier quelques points relatifs aux rapports de l'utérus gravide, à l'épaisseur de ses parois, à l'attitude
du fœtus et à ses dimensions, à la forme de sa tête.

(1) Mathews Duncan. Loc. cit.
(2) Ces notes ont été publiées par nous dans les Annales de Gynéco-
logie. Juillet 1880.

I. — Le cadavre étant couché sur le dos, nous incisons avec soin la paroi abdominale, pour la relever au devant de la poitrine sans toucher aux viscères.

Nous remarquons alors que la matrice n'a pas subi de mouvement de torsion sur son axe longitudinale, car les deux ligaments ronds sont situés sur un même plan transversal. Mais le ligament rond du côté droit s'insère sur l'utérus à 9 centimètres plus haut que celui du côté opposé.

Le fond de l'utérus remonte à 10 centimètres au-dessus de l'ombilic et il est incliné à gauche.

L'épiploon est refoulé sur le fond de l'utérus, qu'il coiffe sans le recouvrir complètement.

La vessie est vide et déborde le pubis de 4 centimètres. Le cul-de-sac vésico-utérin a à peine 2 centimètres de profondeur.

Nous constatons très facilement que le dos du fœtus est à gauche dans une position franchement transversale. La colonne vertébrale est dirigée parallèlement au ligament rond, mais un peu en arrière de lui. Le point où le maximum des bruits du cœur fœtal avait été entendu et marqué sur la paroi abdominale à l'aide d'un crayon dermographique se trouve à 5 centimètres de cette colonne vertébrale, en avant d'elle.

Le gros intestin entoure l'utérus, le côlon transverse ayant été repoussé en haut. L'estomac se trouve au-dessus du côlon transverse. La dernière portion du gros intestin, au lieu de pénétrer dans l'excavation à gauche du promontoire, croise perpendiculairement la colonne vertébrale au-dessus de l'articulation sacro-lombaire et s'enfonce dans le bassin à droite de cette articulation, pour gagner bientôt après la ligne médiane et même le côté gauche du sacrum.

La masse de l'intestin grêle est refoulée dans l'hypochondre gauche. Mais pour s'unir au cæcum — lequel occupe sa place habituelle — la dernière portion de l'iléon passe au-devant de la colonne vertébrale, la croisant à angle droit, directement placée entre la face postérieure de l'utérus et le corps des vertèbres, et laissant au-dessus d'elle plus de la moitié du globe utérin.

La matrice, par sa face postérieure, est directement appliquée sur l'angle sacro-vertébral. On constate que cet angle correspond au cou du fœtus ; toute la tête est donc plongée dans l'excavation.

II. — Nous enlevons avec précaution l'utérus tout entier. Il mesure 31 centimètres dans le sens de sa plus grande longueur; sa largeur maximum vers le fond est de 19 centimètres.

Nous le faisons congeler et, une fois la congélation obtenue, par une incision horizontale passant en avant des ligaments ronds, nous enlevons toute la moitié antérieure de l'organe. Le fœtus reste en place, *immobilisé dans l'attitude qu'il avait pendant la vie.*

Nous faisons alors les remarques suivantes :

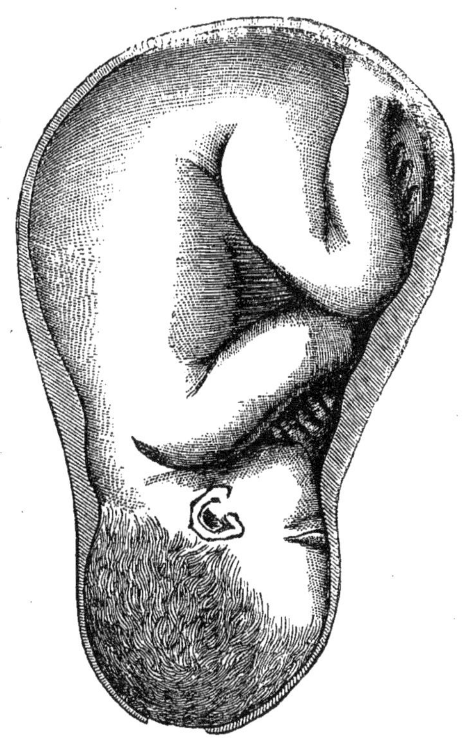

Utérus de la nommée Prenon, femme Hapel, morte à la Maternité le 3 mai 1880. Eclampsie ; mort pendant le travail. L'utérus a été congelé, puis ouvert en enlevant sa moitié antérieure. On voit ainsi le fœtus surpris et immobilisé dans son attitude intra-utérine. Le moule a été fait.

1° L'épaisseur de la paroi utérine est très variable selon le niveau où on la considère. A ce point de vue l'organe peut être divisé en 3 régions, savoir : une première région correspondant très exactement à la tête fœtale tout entière contenue dans l'excavation, d'une épaisseur de 2 à 3 millimètres ; une seconde de 10 centimètres d'étendue, correspondant à la partie supérieure du tronc du fœtus, épaisse de 8 à 12 millimètres ; une troisième très étendue constituant tout le fond de l'organe, d'une épaisseur moyenne de 3 millimètres. Il suit de là que dans le cas qui nous occupe l'utérus peut être comparé à une poche oblongue, à paroi mince aux 2 extrémités, à paroi brusquement renflée vers la partie moyenne.

2° Il n'y a pas de liquide interposé autour du cou, entre la tête et le tronc.

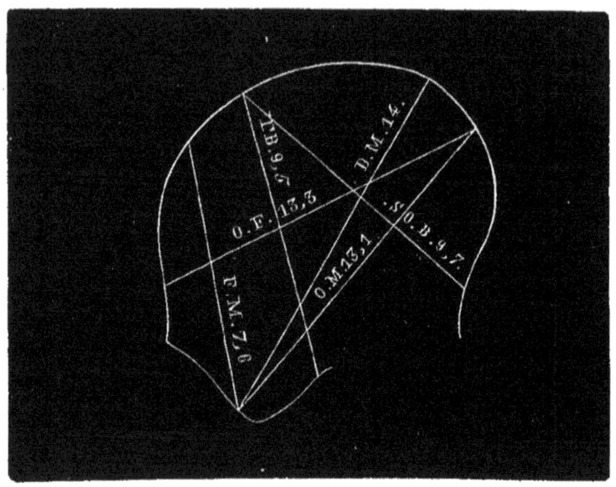

B. P.	8.9
B. T.	8.1
O. M.	13.1
O. M. M.	14
O. F.	11.3
S. O. B.	9.7
T. B.	9.5
F. M.	7.6

3° L'extrémité pelvienne courbée dans le sens de la flexion et pelotonnée présente des dimensions transversales bien supérieures à celles de la tête, soit en chiffres approximatifs 12 centimètres pour celle-ci, 16 centimètres pour celles-là.

III. — La pièce ayant été dessinée par M. Ribemont et moulée, nous enlevons la moitié postérieure de l'utérus ; nous avons dans les mains et nous pouvons regarder dans tous les sens un fœtus immobilisé dans son attitude intra-utérine par la congélation.

Les cuisses sont fléchies sur le ventre et les jambes sur les cuisses. Les pieds sont fléchis, mais dirigés l'un vers l'autre, de telle façon que les faces plantaires sont appliquées l'une contre l'autre.

Le membre supérieur droit descend au devant du tronc, la main arrivant au niveau des parties génitales. Le membre supérieur gauche croise horizontalement le sternum.

Le cordon ombilical, après avoir formé un paquet d'anses entre les cuisses, passe entre les deux membres supérieurs pour aller rejoindre le placenta, qui s'insère sur la face postérieure de la cavité utérine vers le fond.

L'enfant est du sexe masculin. Il pèse 2,900 grammes.

Nous avons pris la forme de la tête à l'aide d'une lame de plomb flexible et en suivant la méthode indiquée par Budin, dans sa thèse. Nous avons également mesuré ses différents diamètres Nous les indiquons avec la forme de la tête dans le dessin ci-dessus.

Notre attention s'est surtout portée du côté des régions pariétales; ici pas la moindre déformation; les deux protubérances sont au même niveau tant dans le sens vertical que dans le sens antéro-postérieur; la symétrie des deux côtés de la tête est parfaite. Les bords supérieurs des deux pariétaux ne chevauchent pas l'un sur l'autre. Il existe simplement un léger chevauchement du frontal et de l'occipital sous les pariétaux et c'est ce qui explique la formation du diamètre maximum.

D'ailleurs une considération d'une importance capitale empêche d'admettre que la déformation pariétale soit produite par la pression du promontoire sur le pariétal qui est en rapport avec lui : *c'est que très souvent la tête a pénétré dans l'excavation dans les trois derniers mois de la gestation chez les primipares, dans le dernier mois ou les quinze derniers jours chez les multipares* (1). Descendue dans l'excavation la tête s'y est développée, elle n'a plus eu à subir aucune pression de la part de l'angle sacro-vertébral, et, si après l'accouchement, nous trouvons une asymétrie des régions pariétales,

(1) Pinard. Traité du palper abdominal, etc. Paris, 1878.

cette asymétrie n'a pu se produire qu'au niveau du détroit inférieur et du périnée.

Le détroit inférieur, le plancher périnéal, l'orifice vulvaire jouent un grand rôle dans les déformations que la tête subit, et ce rôle a été bien mis en lumière par Budin (1). « Dans les cas normaux..., dit cet auteur, la tête n'est jamais arrêtée au détroit supérieur, elle descend sans aucune difficulté dans l'excavation; souvent même elle y est descendue dans les derniers mois de la grossesse, et c'est là, au niveau du plancher pelvien, du plancher périnéal et de la vulve qu'elle va trouver quelques obstacles à sa sortie. Que cette résistance des parties molles, et M. le professeur Depaul après P. Dubois insiste beaucoup sur ce point, que cette résistance des parties molles, détermine chez les primipares une durée plus longue de la période d'expulsion, c'est un fait qui ne saurait être mis en doute. Il en résulte aussi une déformation plus marquée de la tête. Les tracés que nous avons rapportés, et qui offrent des modifications considérables dans la forme du crâne sont tous la conséquence d'accouchement chez les primipares. Chez les multipares, au contraire, les déformations sont beaucoup moins remarquables et souvent sont presque nulles. »

Dans un livre récent, Mathews Duncan (2) après avoir reproduit ce passage de Budin pour s'y associer sans réserve, ajoute : « Dans les cas de bassins rétrécis les changements de forme de la tête sont souvent bien marqués et ont été soigneusement étudiés au grand

(1) Budin. Loc. cit., p. 70.
(2) Mathews Duncan. Paper on the female perineum. London, 1879.

avantage de la science obstétricale. Mais le périnée et les orifices vaginal et vulvaire produisent leurs déformations (caput succedaneum, chevauchement des os, déformation, etc.), et demandent une étude plus attentive que celle qu'on leur a accordée jusqu'alors. »

Ainsi l'influence des parties molles sur les déformations dont la tête est le siège est un fait bien acquis. Rappelons maintenant que dans nos observations la déformation pariétale a manqué quatre fois,, et trois fois chez des multipares : dans trois cas il s'agissait de gauches antérieures, dans le quatrième cas c'était une droite postérieure, d'où il suit que la déformation pariétale manque surtout quand le mouvement de rotation et le dégagement de la tête sont rapides. Enfin nous avons noté que cette déformation était d'autant plus marquée que le mouvement de rotation avait été plus long et plus difficile.

Nous pensons, en effet, que seul le mouvement de rotation peut expliquer la déformation pariétale et voici pourquoi : une force qui agirait sur le crâne placé transversalement et le comprimerait d'un côté à l'autre — que cette force s'exerçât au niveau du détroit supérieur, comme le veut Dhorn (1), ou au niveau de la moitié inférieure de l'excavation, comme le veut Duncan (2) — ne pourrait jamais produire le déplacement d'un pariétal dans le sens antéro-postérieur. C'est là un point sur lequel Küneke (3) insiste fort judicieusement. Pour amener le déplacement dont il est question, il faut que la portion du pariétal située en avant de la protubérance de

---

(1) Dohrn. Loc. cit.
(2) Duncan. Sur le mécanisme de l'accouchement, etc., p. 227.
(3) Küneke. Die vier Factoren der Geburt. Berlin, 1869.

Labat.   4

cet os soit soumise à une pression plus énergique que la portion située en arrière. Or, ces conditions se trouvent exactement réalisées pendant le mouvement de rotation.

Qu'on réfléchisse en effet au mécanisme par lequel la rotation de la tête se produit, tel que M. Tarnier l'a établi. M. Tarnier (1) a cherché à déterminer l'agent de la rotation « en se fondant sur deux résultats cliniques incontestables : 1° la rotation ne se produit que lorsque la flexion est complète ; 2° dès que la tête est fléchie et engagée, elle est, par suite de l'inclinaison du plancher du bassin, projetée en bas et en avant. Cette projection se fait de telle sorte qu'une des bosses pariétales, plus saillante que le reste de la tête, vient proéminer dans l'intervalle qui sépare les branches ischio-pubiennes et cela, qu'il s'agisse d'une occipito-antérieure ou d'une occipito-postérieure. Pour bien se rendre compte de ce fait, il faut placer une tête fœtale dans un bassin osseux ; on voit alors nettement qu'après la flexion et l'engagement de cette tête, quelle que soit sa position primitive, la bosse pariétale prend la situation que nous venons d'indiquer. La tête est ainsi poussée par les contractions utérines contre le périnée et la paroi antérieure du bassin ; réciproquement elle subit de la part de ces parties une pression dirigée d'avant en arrière qui se répartit uniformément sur le crâne. Or si on examine la figure ci-contre, on voit que la portion BF du crâne située entre le front et la bosse pariétale est plus étendue que la portion BO située entre cette

(1) Tarnier et Chantreuil. Traité de l'art des accouchements, t. I, p. 643 et suiv.

bosse et l'occiput ; elle subira par conséquent une pression plus grande et sera portée en arrière quand la tête progressera ; c'est-à-dire que le front tournera vers le

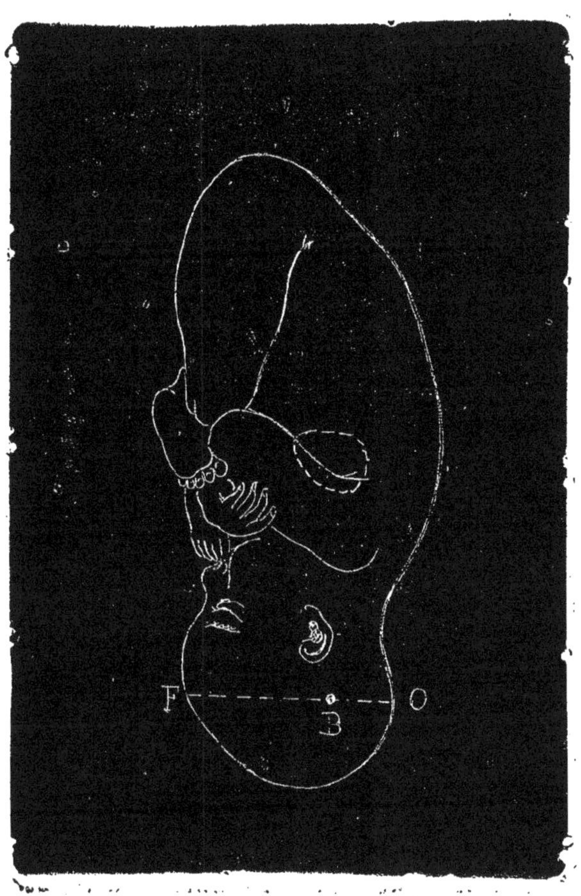

sacrum, et, par conséquent, l'occiput vers le pubis. La rotation s'explique donc comme la flexion par l'inégale longueur de deux bras de levier. La bosse pariétale une fois arrivée entre les branches ischio-pubiennes, trouve devant elle un canal musculo, membraneux, qui a la forme d'un entonnoir aplati d'un côté à l'autre, et dont la grosse extrémité est dirigée en arrière et en haut. Elle s'engage dans cet entonnoir, puis, à mesure qu'elle y descend, elle est peu à peu projetée de côté vers l'une des branches ischio-pubiennes (la droite, s'il s'agit d'une position gauche ; la gauche s'il s'agit d'une position droite), et ce dernier mouvement continue jusqu'à ce que la rotation soit complète. »

La tête tourne, non pas parce que l'occiput est ramené en avant, mais parce que le front est repoussé en arrière. La figure ci-dessus, qui montre combien la pression est plus étendue, et par conséquent plus efficace, en avant de la bosse pariétale qu'en arrière, est un peu schématique, car la situation de la protubérance pariétale y a été arbitrairement déterminée. Aussi M. Tarnier nous a-t-il engagé à faire une expérience, qui nous a donné sur ce point des résultats rigoureux, et qu'il est facile de répéter.

Sur les indications de M. Tarnier, voici comment nous avons procédé. Le 4 février 1881, à la Maternité, nous avons pris un bel enfant, du sexe masculin, du poids de 3,225 grammes, mort pendant le travail, fils de la nommée Mar..., accouchée le 2 février. Nous avons cherché très exactement les bosses pariétales, et, au sommet de chacune d'elles, à l'aide d'un bistouri, nous avons perforé l'os. Par ces deux trous nous avons fait passer une petite baguette de bois qui représentait bien le diamètre bi pariétal. La tête a été ensuite fortement fléchie et congelée dans cette situation que nous avions maintenue à l'aide de ficelles.

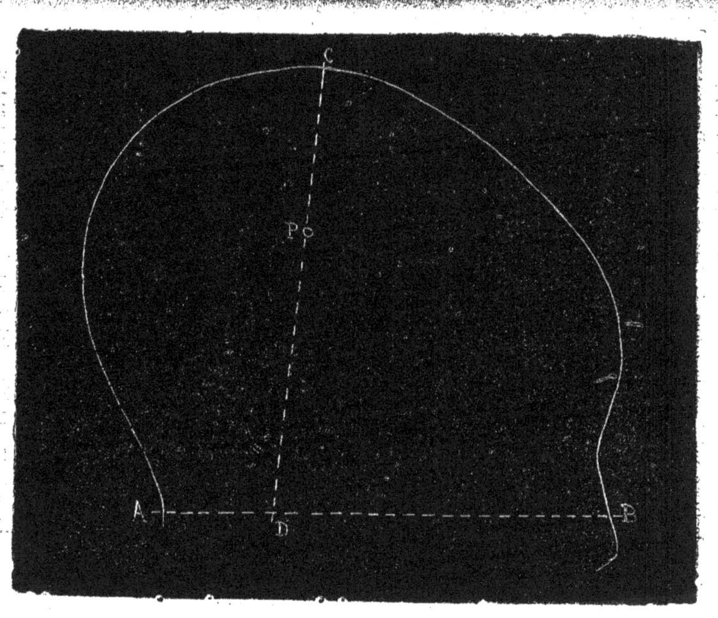
C
P
A
D
B

Une fois la congélation obtenue, nous avons scié sur la ligne médiane le crâne, la face et le cou. Prenant une de ces moitiés, nous l'avons appliquée sur une feuille de papier par sa surface de section et, à l'aide d'un crayon, nous avons facilement dessiné le contour de la tête. Il nous a suffi d'imprimer une légère pression à la baguette de bois qui ressortait au niveau de la bosse pariétale, et qui, elle aussi, avait été sectionnée en son milieu, pour obtenir sur le dessin la situation exacte de la protubérance du pariétal.

La figure ci-contre montre le dessin que nous avons obtenu. La grande surface A B C représente toute la partie latérale de la tête qui est projetée contre la paroi antérieure du bassin, et qui réciproquement subit de la part de cette paroi une pression dirigée d'avant en arrière. On remarquera que la ligne A B s'étend du point de rencontre de l'occipital avec la nuque à la moitié du nez : c'est qu'en effet lorsque la tête est fortement fléchie la partie supérieure de la face appuie contre la paroi antérieure du bassin en même temps que la partie latérale du crâne (1). La bosse pariétale est située au point P. La ligne C P D est menée du vertex dans la direction de la colonne vertébrale en passant par la protubérance du pariétal.

Cette ligne C P D divise la grande surface A B C en deux parties inégales : une partie B C D située en avant de la bosse pariétale, une autre partie A C D située en arrière.

---

(1) Il est possible que, lorsque la tête est fortement fléchie, non seulement la partie supérieure de la face, mais cette région presque tout entière soit pressée contre la paroi antérieure du bassin, aussi bien que les parties latérales du crâne.

Or, si nous mesurons exactement ces deux surfaces, nous voyons, que la surface B C D présente une étendue de 5,418 milimètres carrés, tandis que la surface A C D n'en compte que 3,638, soit une différence de 1,780 millimètres carrés à l'avantage de la surface B C D située en avant de la bosse pariétale.

Notons que dans beaucoup de cas cette différence sera plus grande, car l'enfant qui a servi à nos recherches avait l'occiput saillant et le front peu développé. Du reste ces variétés de forme de la tête, jointes à d'autres circonstances, expliquent bien pourquoi, dans une même position, la rotation spontanée est tantôt facile, tantôt difficile et même impossible.

Quoi qu'il en soit, retenons cette différence de 1,780 millimètres carrés. Si nous admettons avec Schatz (1) que la pression exercée à la fin de l'accouchement par les contractions utérines et abdominales est en moyenne de 13 k. 500, la pression exercée sur chaque millimètre carré de la grande surface A B C est de 1 gr. 4. D'où il suit que la différence en surface de 1,780 millimètres carrés se traduit par une différence en pression de 2 k. 492 grammes (2).

Ainsi, toute la portion de la partie latérale de la tête située en avant de la bosse du pariétal supporte une pression plus forte de 2 k. 492 grammes que la partie

---

(1) Schatz, Beiträge zur physiologischen Geburtskunde (Archiv für Gynek., 3 ter Bd., p. 58), 1873.

(2) Nous nous empressons de dire que la pression de 13 kil. 500 ne se porte pas tout entière sur la paroi antérieure du bassin. Mais en admettant que la pression sur cette paroi soit un peu moindre que la moitié de la pression totale (ce qui est une appréciation voisine de la vérité), il resterait encore une pression en excès de 1 kilogramme s'exerçant en avant de la bosse pariétale.

située en arrière. C'est cette *pression en excès* de 2 k. 492 grammes qui repousse le front en arrière et par conséquent force l'occiput à tourner en avant. *C'est cette même pression en excès qui déplace le pariétal dans le sens antéro-postérieur et le fait reculer vers l'occiput.*

Ce n'est pas tout : cet excès de pression qui s'exerce en avant de la bosse pariétale agit avec d'autant plus d'efficacité que cette bosse pariétale tend à se mettre dans l'intervalle laissé par les branches ischio-pubiennes, et que la région pariéto-occipitale s'y place bientôt après : or, à ce moment la région latérale du crâne située en avant de la protubérance du pariétal subit toujours de la part de la paroi antérieure du bassin une pression dirigée d'avant en arrière, tandis que la région pariéto-occipitale n'est plus qu'incomplètement comprimée. Tout contribue donc à faire reculer le pariétal vers l'occiput (1).

Pour tirer de notre travail les conclusions qui nous paraissent en découler légitimement, nous dirons :

1° Dans les accouchements spontanés par le sommet, le bassin étant normal, quelle que soit la position, il existe presque toujours une déformation, qui porte sur

(1) Dans son Traité de l'art des accouchements, publié en collaboration avec M. Chantreuil, M. Tarnier, pour expliquer le mouvement de rotation, fait jouer un très grand rôle à la bosse pariétale, qui vient se placer dans l'intervalle laissé par les branches ischio-pubiennes. Nous avons entièrement cité le passage où ce mécanisme est exposé. Consulté par nous pour la rédaction de notre thèse, notre maître a bien voulu compléter sa pensée en la développant. Voici le résumé de sa communication.

La tête, aussi bien pour les positions antérieures que pour les postérieures, ne tourne qu'après sa flexion complète ; il est certain qu'alors la bosse pariétale correspond au vide qui sépare les branches ischio-pubiennes. Mais est-ce, par sa proéminence, que cette bosse pariétale prend la situation ci-dessus indiquée ? M. Tarnier n'ose pas l'affirmer.

les régions pariétales, et que nous avons appelée *déformation pariétale*.

2° Cette déformation est bien le fait de l'accouchement, car on ne l'observe pas sur les têtes des fœtus extraits par l'opération césarienne, et elle disparaît peu de jours après la naissance. Il ne faut pas la confondre avec d'autres asymétries, irrégulières dans leur siège, indépendantes de l'accouchement, et persistantes. Celles-ci sont plus rares : nous leur avons donné le nom *d'asymétries ou déformations originelles*.

3° La *déformation pariétale* intéresse le pariétal qui pendant le travail était en rapport avec la paroi antérieure du bassin. De ce côté la protubérance du pariétal est reportée vers l'occiput; peut-être est-elle aussi abaissée; il y a en même temps un aplatissement de toute la région. Ces déformations disparaissent au bout de deux ou trois jours après l'accouchement.

4° La *déformation pariétale* se produit au niveau du détroit inférieur; elle dépend de l'inégalité des pressions qui s'exercent d'un côté sur la région pariéto-frontale, de l'autre côté sur la région pariéto-occipitale.

Il est plutôt porté à penser que la tête fœtale fléchie présente une forme analogue à celle d'un coin irrégulier. Le sommet de ce coin glisserait sur les plans musculo-membraneux des parois latérales du bassin, et viendrait se placer sur la partie la plus déclive et médiane du plancher périnéal. Cela étant, la bosse pariétale occupe forcément l'intervalle laissé par les branches ischio-pubiennes.

DEUXIÈME PARTIE

Recherches sur la réductibilité de la tête fœtale.

Dans la seconde partie de notre travail nous exposons les résultats que nous avons obtenus, en étudiant la réductibilité de la tête fœtale à l'aide d'expériences.

L'expérimentation mérite d'occuper une large place dans les études obstétricales. « Cette méthode, dit M. Tarnier, est, à mon avis, trop négligée par les accoucheurs ; aussi, je m'efforce d'y engager et d'y guider mes élèves, car j'ai la persuasion que c'est là une voie féconde (1). » Certes les expériences n'ont jamais qu'une valeur relative, car on ne peut établir une assimilation complète entre le fait naturel et le fait expérimental ; néanmoins, toutes les fois qu'on peut reproduire artificiellement un des phénomènes de l'accouchement, on ne doit pas manquer de le faire, afin de voir en quelque sorte *à découvert* ce qui se passe chez la femme qui accouche. Or, pour traverser un bassin normal, la tête du fœtus se déforme, c'est-à-dire se réduit selon certains

(1) S. Tarnier. Préface du livre de M. Duncan sur le Mécanisme de l'accouchement normal et pathologique. Traduit par P. Budin. Paris, 1876.

diamètres, s'allonge selon d'autres ; pour franchir un bassin rétréci, — que l'accouchement se fasse spontanément ou qu'il nécessite une intervention, — la tête se déforme encore davantage pour présenter des diamètres suffisamment réduits aux diamètres rétrécis du bassin.

Quelle est la limite de ces réductions ? Quels sont les diamètres les plus réductibles ? Par quel mécanisme ces réductions s'opèrent-elles ? Quelle force faut-il employer pour les obtenir sans amener des désordres irréparables sur la tête du fœtus ? Quelles sont les conditions favorables ou défavorables à cette réductibilité ?

Ce sont là autant de questions qu'il était naturel de chercher à résoudre à l'aide d'expériences, car, en saisissant une tête de fœtus entre les cuillers d'un forceps, on peut la comprimer selon tel ou tel de ses diamètres ; on peut la comprimer encore en la faisant passer à travers un bassin artificiel rétréci, et voir comment elle se réduit ; on peut enfin la réduire avec d'autres procédés d'expérimentation.

Avant de rapporter les expériences que nous avons instituées, nous devons indiquer, dans un premier chapitre, les résultats auxquels sont arrivés les principaux auteurs qui se sont occupés de la réductibilité de la tête fœtale.

CHAPITRE PREMIER

TRAVAUX DE BAUDELOCQUE, GALL, PETREQUIN, MALGAIGNE, JOULIN, DELORE, BUDIN, SUR LA RÉDUCTI-BILITÉ DE LA TÊTE FŒTALE.

Baudelocque, Gall, Pétrequin, Malgaigne, Joulin, Delore, Budin ont étudié la réductibilité de la tête du fœtus. Nous résumerons leurs travaux, mais en ayant soin de rapporter avec détails les expériences qu'ils ont faites ; de cette façon, si ces expériences présentent des défauts, nous pourrons mieux montrer en quoi ils consistent. Nous croyons, en effet, que si les résultats obtenus, quoique précieux, ne sont pas suffisants, c'est que les procédés d'expérimentation ont été trop peu rigoureux et surtout trop peu variés.

Voici comment Baudelocque raconte lui-même ses expériences :

« Ces expériences ont été répétées sur neuf enfants morts à l'instant ou peu d'instants après leur naissance, et qui étaient d'une grosseur différente, quoique tous parfaitement à terme. Pour les rendre plus concluantes, nous fîmes en sorte de restituer à la tête de ces enfants, en la plongeant dans l'eau chaude, et en la pétrissant un peu des mains, la souplesse que présente au toucher la tête des enfants vivants, et nous nous servîmes du forceps allongé (deux pouces de plus que celui de Levret).

« Nous nous en procurâmes trois semblables de la meilleure constitution et de la meilleure trempe. Nous appliquâmes cet instrument suivant l'épaisseur transversale de la tête, comme nous le recommandons ailleurs, et ensuite suivant la longueur du crâne, c'est-à-dire une branche sur le milieu du front en descendant de la fontanelle à la racine du nez et l'autre sur l'occiput, pour connaître la réduction qu'on pouvait opérer dans ces deux directions et ce que la tête acquérait dans un sens, en perdant selon l'autre. Quel que soit le degré d'écartement que laissèrent entre elles les branches du forceps à leur extrémité qui se termine en crochet, toutes les fois que les cuillers furent placées sur les côtés de la tête, nous les rapprochâmes exactement, et nous les fixâmes dans cet état de contact au moyen d'un ruban, pour que la réduction de la tête ne variât point, pendant que nous mesurâmes de nouveau ses dimensions, afin de les comparer à celles qu'elle avait avant l'expérience. On ne pourra nous objecter que la tête de tous les enfants qui ont servi à ces expériences aurait pu être réduite davantage que nous ne l'avons fait entre les serres du forceps, puisque dans toutes nous avons rapproché les branches de cet instrument jusqu'à ce qu'elles touchassent à l'extrémité opposée à ces mêmes serres, et que les forces que nous y employâmes, tantôt avec les mains seules et tantôt au moyen du ruban qui servait à rapprocher et à lier ces branches, furent telles que les trois forceps d'élite que nous nous étions procurés se trouvèrent faussés et déformés, au point de ne pouvoir servir de nouveau sans être retouchés par l'ouvrier. Voici le résultat de ces expériences: La tête du premier enfant qui était de trois pouces et un quart d'épaisseur d'une protubérance pariétale à l'autre, n'a pu être comprimée que de trois lignes suivant cette direction, et bien loin de s'allonger du front à l'occiput, quoiqu'elle fut libre sur une table, elle perdit plus d'une ligne et trois autres lignes depuis le menton jusqu'au-dessus de la fontanelle postérieure. Les pariétaux se croisèrent supérieurement d'une ligne et demie et parurent s'avancer d'autant sur le bord du coronal et de l'occipital. Cette même tête, prise du front à l'occiput, fut comprimée de huit lignes, et les branches du forceps, alors écartées d'un pouce trois quarts, ne purent être rapprochées qu'à la distance de six lignes, malgré la force que nous y employâmes. A ce degré de compression la suture sagittale s'est ouverte, les téguments se sont déchirés vers le milieu de cette suture, et une portion du cerveau s'est échappée.

« Une autre tête de la même épaisseur n'a pu être réduite que de deux lignes, et sa longueur qui était de quatre pouces, n'a point varié. Prise selon cette dernière dimension, nous n'avons pu la comprimer que de trois lignes, et pour y parvenir les forces que nous employâmes furent telles, que l'instrument perdit quatre lignes de ses courbures, c'est-à-dire que les cuillers, après l'expérience, offrirent quatre lignes d'écartement de plus que celui qu'elles laissent à leur extrémité.

« Une troisième tête de trois pouces à deux lignes d'épaisseur n'a pu être réduite que de deux lignes dans ce sens, et cinq ensuite selon sa longueur. Ces trois têtes n'ont rien acquis en longueur pendant qu'on les comprimait transversalement, et ne se sont pas augmentées selon cette dimension, quelle que fût la réduction qu'elles éprouvèrent du front à l'occiput.

« Une quatrième de trois pouces quatre lignes d'une

bosse pariétale à l'autre, mais plus molle que les précédentes et ayant les sutures et les fontanelles plus lâches, fut comprimée de quatre lignes, avec plus de facilité que la deuxième et la troisième ne l'avaient été de deux seulement, et sa longueur se trouva plus grande d'une demi-ligne. Prise entre les serres du forceps, suivant cette dernière dimension, elle a pu être réduite de huit lignes, mais son épaisseur ne s'en augmenta pas.

« La cinquième tête, aussi molle que la quatrième et ayant deux lignes d'épaisseur de moins, étant comprimée avec le même degré de force, ne perdit également que quatre lignes et n'augmenta nullement selon sa longueur. Prise du front à l'occiput, elle perdit un demi-pouce sans que son épaisseur en devînt plus grande.

« La sixième qui était de l'épaisseur de trois pouces seulement fut réduite de quatre lignes et demie et ne s'allongea en aucune manière. Pressée dans la direction du front à l'occiput, elle put l'être de huit lignes, et son épaisseur en devint plus grande d'une ligne. Dans ce degré de réduction, la région de la fontanelle antérieure est devenue très saillante, et une ouverture de six lignes, faite avec le bistouri, donna issue à l'instant à une portion de cerveau de la grosseur d'un œuf de poule.

« Une septième tête, de l'épaisseur de trois pouces et un quart, n'a été comprimée que de trois lignes, et une huitième, de trois pouces huit lignes, n'a pu l'être que de trois et demie.

« On peut conclure d'après ces expériences : 1° que la réduction qu'éprouve la tête de l'enfant entre les serres du forceps est différente à quelques égards, selon que les os du crâne présentent plus ou moins de solidité au terme de la naissance, et que les sutures ainsi que les fontanelles sont plus ou moins serrées ; 2° que cette réduction, en aucun cas, ne saurait être aussi grande que des accoucheurs l'ont annoncé, et qu'elle est difficilement et bien rarement au-delà de quatre à cinq lignes, lorsque l'instrument agira sur les côtés de la tête ; 3° qu'on ne sait jamais évaluer son étendue d'après l'écartement des branches de l'instrument, à l'extrémité opposée de celle des serres, et le degré de rapprochement qu'on leur fait éprouver avant d'extraire la tête, ni d'après les forces qu'on emploie pour les rapprocher ainsi ; 4° enfin, que les diamètres (celui suivant lequel on comprime la tête) loin de s'augmenter dans les mêmes proportions de celui qui diminue, ne s'augmentent pas même, pour l'ordinaire, d'un quart de ligne, et en deviennent quelquefois plus petits (1). »

Dans son célèbre *Traité des fonctions du cerveau*, Gall fut conduit à examiner la réductibilité de la tête fœtale. Il comprima entre les cuillers d'un forceps 8 têtes de fœtus, et fit une remarque intéressante, à savoir : que les diamètres bitemporaux sont plus réductibles que les diamètres bipariétaux. Il distingua ensuite plusieurs degrés dans la réduction : 1° chevauchement léger ; 2° dépression légère qui revient sur elle-même ; 3° dépression telle qu'elle ne revient plus sur elle-même avec ou sans fracture. Mais Gall, peu préoccupé par les questions d'obstétrique, ne nous donne aucun renseignement sur la façon dont il opérait, sur la force qu'il employait, sur les réductions qu'il a obtenues. Il a mal observé, du reste, les déformations que subit la tête du fœtus pendant l'accouchement, car il les attribue exclu-

(1) Baudelocque. Traité de l'art des accouchements. 3ᵉ édit., t. II.

sivement à la bosse séro-sanguine. « Même dans les accouchements ordinaires, dit-il, les enfants apportent au monde une tête très-déformée; mais cette déformation ne concerne ni le cerveau, *ni la boîte osseuse qui le recouvre;* elle n'a lieu que dans les parties molles... (1) »

Pétrequin entreprit de rechercher la réductibilité des différents diamètres de la tête du fœtus à l'aide d'expériences qui portèrent sur cinq têtes...

« Lorsque l'immersion prolongée dans l'eau chaude eut rendu à chacune des têtes la souplesse qui entretient la vie, je passai à l'emploi du forceps.

« N° 1. — Le diamètre bipariétal offrait 6 centimètres 3ı4, et l'occipito-frontal 8 centimètres 1ı4; le premier sous l'influence de la compression, fut réduit à 6 centimètres, le deuxième fut allongé et passa à 8 centimètres 3ı10. Je changeai les cuillers de place : le diamètre occipito-frontal, sous la compression, fut réduit à 7 centimètres 1ı3, l'autre s'allongea à son tour et mesura 7 centimètres.

« N° 2. — Le diamètre bipariétal avait 7 centimètres et l'occipito-frontal 9 centimètres 1ı10. La compression réduisit le premier à 6 centimètres 1ı10; le diamètre fut porté à 9 centimètres 1ı4. Le forceps appliqué sur ce dernier le ramena à 7 centimètres 114; l'autre s'éleva jusqu'à 7 centimètres 9ı10.

« N° 3. — Le diamètre bipariétal présentait 8 centimètres 7ı10, l'occipito-frontal 10 centimètres 3ı4. Le forceps réduisit le premier à 7 centimètres 1ı2, et le deuxième monta alors à 11 centimètres 3ı4. La compression appliquée ensuite sur ce dernier l'amena à 10 cen-

---

(1) Gall. Traité des fonctions du cerveau, t. II. Paris 1823.

Labat.   5

timètres 1ı3 ; en même temps le premier s'allongea ; le compas d'épaisseur indiqua 9 centimètres.

« N° 4. — Le diamètre bipariétal donnait 9 centimètres, et l'occipito frontal 12 centimètres 1ı4. Le premier diminua un peu sous la compression, 8 centimètres 3ı4 ; le deuxième marqua alors 12 centimètres 1ı2. La compression fit ensuite descendre ce dernier à 12 centimètres ; l'autre augmenta peu.

« N° 5. — Le diamètre bipariétal offrait près de 8 centimètres, et l'occipito-frontal 8 centimètres 3ı4. Sous la pression du forceps, le premier fut réduit à 7 centimètres, et le deuxième changea peu. Le diamètre occipito-frontal, comprimé à son tour, fut réduit à 7 centimètres 3ı4 ; le bipariétal changea à peine ; il marquait 7 centimètres 3ı4.

« La compression était poussée avec force, toutefois sans fausser l'instrument ni fracturer les os. Ces expériences n'ont pas besoin de commentaires ; on voit que si la tête se réduit dans un point sous l'action des cuillers, elle se développe toujours un peu dans un autre (1). »

Dans son *Traité d'anatomie chirurgicale* (2), Malgaigne consacre quelques pages à la réductibilité de la tête du fœtus. Mais il se contente de rapporter les expériences de Baudelocque et de Gall en y ajoutant quelques remarques critiques. Il estime que si les réductions qu'on obtient à l'aide du forceps sont très limitées, c'est à cause du peu de largeur des sutures et des fontanelles et de l'inextensibilité de la membrane qui unit leurs

___

(1) Pétrequin. Traité d'anatomie topographique médico-chirurgicale, p. 61 et suiv.

(2) Malgaigne. Traité d'anatomie chirurgicale, t. I, p. 623 et suiv.

bords. Cette remarque est juste, mais elle est incomplète, car, ainsi que nous le verrons, les réductions des différents diamètres ne se font pas exclusivement par chevauchement.

En 1865, Joulin (1), étudiant comparativement l'emploi du forceps et de la version dans les bassins rétrécis, rapporte trois expériences, dans chacune desquelles il prenait deux fœtus qu'il engageait le premier par le vertex, le second par les pieds. Dans le premier cas il faisait l'extraction à l'aide du forceps, dans le second en tirant sur les membres inférieurs. Comme il pouvait rétrécir à volonté son bassin artificiel, il avait soin que le diamètre antéro-postérieur du détroit supérieur présentât toujours quinze millimètres de moins que le diamètre bipariétal du fœtus. La conclusion de Joulin est qu'il faut beaucoup plus de force pour faire l'extraction en tirant sur les pieds qu'en employant le forceps.

La même année, Delore (2) publia dans la *Gazette hebdomadaire* un important mémoire sous le titre d'*Essai de mécanique obstétricale* où la réductibilité de la tête du fœtus est ingénieusement étudiée. Nous ne relèverons dans ce mémoire que les faits qui intéressent notre sujet.

Delore commence par montrer que les pressions larges et régulières peuvent impunément être portées à 100 et 105 kilos sans amener de fracture, tandis que des pressions de 60 et même de 50 kilos en produisent sou-

----

(1) Joulin. De la version pelvienne ; de ses avantages et de ses inconvénients, et de l'application du forceps dans les cas de rétrécissement du bassin. Mémoires de l'Académie de médecine, 1865.

(2) Delore. Essai de mécanique obstétricale. Gazette hebdomadaire, 1865.

vent lorsqu'elles sont « *irrégulières et limitées,* » c'est-à-dire lorsqu'elles agissent par des surfaces convexes. Il étudie ensuite les réductions des différents diamètres d'une tête de fœtus saisie par les cuillers d'un forceps, et il constate que les diamètres bipariétal et occipito-frontal diminuent de un centimètre à un centimètre et demi avec des pressions de 55 à 60 kilos.

Il constate en même temps l'augmentation notable des diamètres perpendiculaires au diamètre saisi.

Les résultats suivants présentent encore plus d'intérêt. Une pression « limitée, » c'est-à-dire exercée à l'aide d'une surface convexe sur un pariétal, produit une réduction considérable, alors que la pression elle-même est faible (17 millimètres de réduction avec 19 kilogrammes de pression).

Mais cette réduction considérable devient insignifiante si, pendant qu'on exerce une pression « limitée » sur un des pariétaux, on applique un forceps sur le front et l'occiput, et on soumet le diamètre occipito-frontal à une pression de 50 kilos. Ainsi le diamètre bipariétal perdrait presque entièrement sa réductibilité lorsque la tête est comprimée du front à l'occiput. Ce fait a une portée pratique bien évidente ; mais précisément à cause de son importance il est nécessaire de le vérifier par de nouvelles expériences, car sur ce point particulier Delore n'en rapporte que deux.

Budin (1), dans la seconde partie de sa thèse inaugurale a abordé la question qui nous occupe. Il a cherché à l'aide d'expériences ingénieuses à reproduire aussi bien que possible les conditions dans lesquelles se trouve la

---

(1) Budin. Loc. cit., p. 107 et suiv.

tête du fœtus lorsqu'elle passe à travers un bassin rétréci. Dans ce but, il eût recours à un bassin artificiel en bronze, construit par M. Collin sur les indications de M. Tarnier, bassin qui se trouve à la Maternité, et dans lequel on peut produire à volonté des rétrécissements plus ou moins marqués. Ce bassin fut scié aux deux extrémités du diamètre transversal; d'un côté, il restait fixé par deux charnières; de l'autre une vis munie d'un écrou le maintenait fermé, mais permettait de l'ouvrir quand on voulait. Des têtes étaient engagées à travers le détroit supérieur ratréci de ce bassin, tantôt à l'aide de tractions exercées sur les pieds du fœtus, tantôt à l'aide d'une application de forceps; en d'autres termes, pour faire franchir à la tête fœtale le rétrécissement du bassin, l'auteur avait recours tantôt à la version, tantôt au forceps. Dans les deux cas, les forces employées étaient mesurées.

Quand la tête était descendue dans l'excavation, il la maintenait en place à l'aide de moufles, et la couvrait d'un mélange réfrigérant. Une fois la congélation obtenue, il tournait la vis qui maintenait réunies les deux moitiés du bassin, et l'excavation se trouvait largement ouverte. Il en retirait une tête dure comme un bloc de pierre, gardant exactement les déformations subies, et sur laquelle il était facile de faire des mensurations rigoureuses.

Les expériences de Budin sont au nombre de quatre : elles mettent surtout en lumière ce fait, c'est que si la tête vient à être comprimée dans un sens, ses diamètres opposés augmentent, et cette augmentation est relativement considérable pour le diamètre sous-occipito bregmatique. Nous aurons à revenir sur ce dernier fait.

Si nous exceptons les expériences de Budin, qui ont été faites dans des conditions rigoureusement déterminées, mais qui malheureusement, comme l'auteur le déclare lui-même, sont trop peu nombreuses, nous voyons que toutes les autres méritent de graves reproches..

Baudelocque expérimentait d'une façon grossière, ne mesurant pas les compressions qu'il exerçait, et les poussant à un point tel que « ses 3 forceps d'élite se trouvèrent faussés et déformés au point de ne pouvoir servir de nouveau sans être retouchés par l'ouvrier. »

Nous avons déjà dit que les expériences de Gall n'avaient guère qu'un intérêt historique.

Celles de Petrequin ne sont qu'au nombre de cinq, brièvement rapportées, sans aucun renseignement sur sa manière de procéder. Quant à la force qu'il a employée dans ses compressions, il se contente de nous dire que « la compression était poussée avec force, toutefois sans fausser l'instrument ni fracturer les os. »

Les trois expériences de Joulin, faites dans un but déterminé, nous paraissent défectueuses. C'est ainsi que l'auteur compare le forceps et la version en employant chacun de ces moyens d'extraction, non sur le même fœtus, mais sur des fœtus différents; il y a dans cette méthode des causes d'erreur bien évidentes. De plus, il note constamment, soit que la tête s'engage la première ou qu'elle reste dernière, que le diamètre bipariétal se met teujours en rapport avec le diamètre antéro-postérieur du détroit supérieur, ce qui a lieu de nous étonner. (V. Champetier de Ribes. Du passage de la tête fœtale à travers le détroit supérieur rétréci du bassin dans les présentations du siège. Th. Paris, 1879.)

Le mémoire de Delore est extrêmement intéressant,

plus peut-être par les questions qu'il soulève que par celles qu'il résout. Cet auteur a eu le mérite de montrer la différence qui existe entre les pressions larges et les pressions limitées, et de mettre en relief l'irréductibilité presque complète des diamètres transverses, lorsque le diamètre occipito-frontal est comprimé. Mais Delore, qui a voulu remplir en quelques pages un très vaste programme, résout à l'aide de quatre ou cinq expériences des questions telles que celle de l'emploi du forceps ou de la version dans les rétrécissements du bassin. De plus, il se contente de donner les résultats de ses expériences sans aucun détail sur la façon dont il a procédé. Il indique cependant la force qu'il a employée dans ses compressions, mais nous pensons qu'il l'a inexactement mesuré, car il dit dans un passage de son mémoire « que la pression qu'on exerce sur la tête du fœtus est à peu près la même que celle qu'on développe en serrant les branches. » Or il est évident que la compression varie très notablement suivant qu'on place les mains plus près de l'extrémité des manches ou plus près de l'articulation.

On le voit, malgré le nombre et l'importance des travaux entrepris sur cette question, de nouvelles recherches sont nécessaires. C'est la conclusion à laquelle arrive M. Pinard dans son remarquable article *Forceps* du *Dictionnaire encyclopédique.* « En exposant, dit-il, le résumé de ces différents travaux (travaux que nous venons nous-même de passer en revue), nous avons mis le lecteur au courant de ce qui a été fait de sérieux sur ce sujet, et il est facile de voir qu'aujourd'hui il est impossible de conclure, car toutes les expériences relatées sont imparfaites, incomplètes ou insuffisantes comme nombre. »

CHAPITRE II.

EXPÉRIENCES.

Avant de relater les expériences que nous avons faites, nous devons soigneusement indiquer la façon dont nous avons procédé.

Nous choisissions autant que possible des fœtus à terme. Nous avons cependant employé des fœtus, nés au huitième et même au septième mois de la grossesse. Mais cette circonstance a toujours été indiquée.

Nous nous servions tantôt de fœtus mort-nés, tantôt d'enfants morts peu d'heures ou peu de jours après leur naissance. Nous avons rejeté tous les fœtus qui présentaient des traces, même légères, de macération.

Avant d'expérimenter sur une tête, nous notions le le poids de l'enfant, son sexe, le degré d'ossification de la tête, la largeur des sutures et des fontanelles, le degré de résistance que les os paraissaient opposer à la pression de la main.

Toutes les têtes étaient plongées dans de l'eau à 30° ou 35° un heure ou deux avant les expériences. Pendant toute leur durée, elles étaient maintenues dans l'eau à la même température.

Lorsqu'une tête, ayant servi à une première expérience, devait servir à une seconde, nous la comprimions dans divers sens avec la main, nous la *pétrissions*, pour nous servir de l'expression de Baudelocque, de façon à lui rendre sa forme et ses dimensions primitives.

Les autopsies des fœtus ont toujours été faites et les lésions examinées avec soin lorsqu'il s'en trouvait. Nous nous attachions surtout à voir l'état des os après certaines compressions ayant amené des enfoncements. Nous n'avons jamais eu à noter des lésions des parties molles : mais il ne serait pas sage de conclure de là que les mêmes compressions appliquées sur le vivant n'amèneraient aucun désordre. On sait, en effet, que les tissus des cadavres offrent une grande résistance aux traumatismes. Ce fait, signalé surtout par Casper, a de l'importance en médecine légale.

Pour rendre nos mensurations plus exactes, nous enfoncions des épingles aux extrémités des principaux diamètres. C'est le meilleur moyen d'avoir des points de repère fixes. Toutes nos mensurations ont été faites à l'aide du céphalomètre de Budin dont nous avons eu l'occasion de parler dans la première partie de ce travail.

Comme les auteurs sont loin de s'accorder sur les points où il convient de faire aboutir les extrémités de chacune des lignes fictives qui représentent les différents diamètres de la tête, nous devons dire que nous avons adopté les points de repère indiqués par Budin dans sa thèse et adoptés par MM. Tarnier et Chantreuil dans leur *Traité de l'art des accouchements*.

Voici ces diamètres (1) :

1° Le diamètre *bipariétal* (Bi.P.) va d'une bosse pariétale à l'autre ;

2° Le diamètre *bitemporal* (Bi.T.) s'étend de la naissance de la suture fronto-pariétale à la naissance de la même suture du côté opposé ;

(1) Nous ne rappelons ici que les diamètres que nous avons eu à mesurer dans nos expériences.

3° Le diamètre *occipito-frontal* (O-F) va de la pointe de l'occiput à la racine du nez ;

4° Le diamètre *occipito-mentonnier* (O-M) mesure la distance qui sépare la pointe de l'occiput du menton ;

5° Le diamètre *sous-occipito-bregmatique* (Ss-O-Bg.) s'étend du point de rencontre de l'occipital et de la nuque au milieu de la grande fontanelle, au niveau du point où se croiseraient la suture sagittale et la suture pariéto-frontale ;

6° Le diamètre *cervico-bregmatique* ou *trachelo-bregmatique* (Tr.-Bg.) se porte du milieu de la fontanelle antérieure à la partie supérieure et antérieure du cou au voisinage du larynx.

Les forceps que nous avons employés sont les forceps de Levret ordinaires que nous avons pris dans la vitrine de la Maternité. Les dimensions de cet instrument sont les suivantes. Longueur totale de l'instrument. 44 centimètres ; longueur des manches, 20 cent. ; longueur des cuillers, 24 cent. Le plus grand écartement des cuillers mesure 6 cent., 5 et se trouve à 8 cent. de leur extrémité libre. Les extrémités libres des cuillers sont séparées par une distance de 12 millimètres. La largeur maximum des cuillers est de 5 cent., 8 ; la longueur des fenêtres est de 14 cent ; leur largeur maximum de 2 cent., 5.

Sur les conseils de M. Tarnier, nous avons disposé notre forceps de la façon suivante. Au manche de la branche gauche nous avons adapté une planchette en bois de 48 cent de longueur sur 18 de largeur. Le crochet du manche a été encastré dans le bois et le manche lui-même solidement fixé à la planche à l'aide de fils de fer.

La planchette portait au voisinage de son extrémité
libre un clou auquel était attaché un dynamomètre. Sur
le manche de la branche droite une anse de corde était
fixée avec du diachylon de façon à ne pouvoir glisser.
Ce dernier détail est important, car il est nécessaire que
le point d'application de la force sur les manches du
forceps soit toujours le même. La figure suivante rend
bien compte de la façon dont notre petit appareil était
disposé.

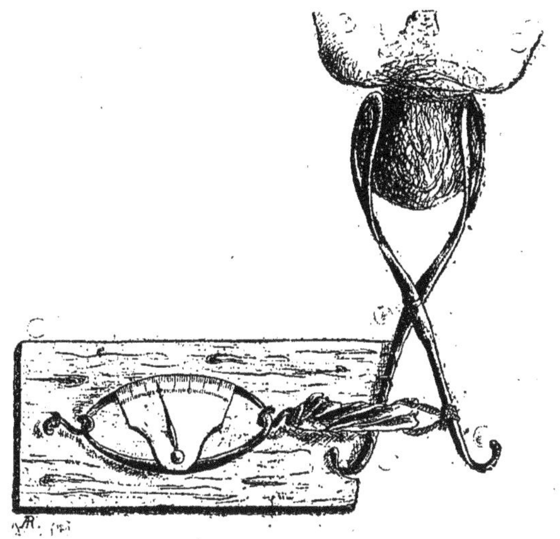

Pour exercer nos compressions voici comment nous
procédions. Une fois la tête saisie selon le diamètre que
nous voulions comprimer, nous faisions passer dans
l'anse de corde et dans le dynamomètre une bande en
caoutchouc et nous multiplions les tours de bande, en
serrant de plus en plus, jusqu'à ce que le dynamomètre
marquât le chiffre auquel nous voulions arriver. Ce
chiffre que nous lisions sur le cadran de l'instrument
nous donnait bien exactement la force avec laquelle les

manches du forceps étaient rapprochés l'un de l'autre, mais non la pression exercée par les cuillers sur la tête du fœtus. Pour connaître cette dernière, il nous suffisait de multiplier le chiffre accusé par le dynamomètre par la distance qui séparait l'articulation du forceps du point où la bande de caoutchouc exerçait sa traction sur les manches ; cette distance était toujours la même. Le produit obtenu était ensuite divisé par la distance qui séparait l'articulation du forceps du centre de la cuiller qui était appliquée sur la tête. Comme cette dernière distance variait à chaque expérience, nous renouvelions chaque fois notre petit calcul. Pour plus de simplicité, en rapportant les expériences, nous n'indiquerons pas la pression supportée par les manches de l'instrument, mais seulement la pression effective supportée par la tête.

Un autre point est à noter. A la fin de chaque expérience le dynanomètre marquait presque toujours 2 ou 3 kilogrammes de moins qn'au commencement ; c'est que la tête cédant sous la pression des cuillers, la tension de la bande de caoutchouc qui rapprochait les manches diminuait un peu. Tous les chiffres que nous donnons représentent la pression *initiale*.

Nous pensons que, grâce à ces précautions, nous avons évité le reproche que M. Pinard adresse à toutes les expériences dont nous avons parlé. « Est-il posible, dit-il, en appliquant le forceps de Levret, et c'est celui qui a été employé par tous les auteurs, de connaître la compression exercée par les cuillers sur la tête ? Non, en supposant même qu'un dynanomètre ajouté à l'instrument indique exactement la force de la traction, est-ce que la compression ne variera pas suivant qu'on placera les mains plus près de l'extrémité des manches ou plus près de l'articulation. Tant qu'on opérera les tractions avec un forceps à branches croisées, il sera impossible de connaître la compression exercée, car on peut, suivant la position des mains, comprimer très fortement en exerçant les tractions faibles, de même qu'on peut exercer des tractions très fortes, tout en comprimant peu (1). »

Nous devons enfin faire remarquer que notre compression était toujours *continue, uniforme*, sans secousses, comme il arrive fatalement, lorsqu'on presse avec les mains sur les manches d'un forceps pendant un temps assez long : c'est là un avantage qu'on ne peut guère obtenir qu'à l'aide de bandes suffisamment élastiques.

Telles sont les *conditions générales, toujours les mêmes*, dans lesquelles nous nous sommes placé pour expérimenter. Quant aux conditions secondaires (durée de la compression, force employée, forme de la surface comprimante, point d'application de cette surface, etc.), nous avons dû les faire varier beaucoup selon le point particulier que nous voulions étudier. De là, la nécessité de grouper nos expériences en cinq séries distinctes.

§ I. — *Effets d'une compression modérée et continue, exercée pendant un temps assez long sur les diamètres bipariétal et occipito-frontal.*

Expérience I. — 17 avril 1880. Fille de la nommée Gui..., née le 5 avril, morte de convulsions 11 jours après la naissance.

Poids au moment de la naissance, 3,450 grammes.

(1) Pinard. Loc. cit.

Tête très ossifiée ; fontanelles et sutures peu marquées.

Diamètres : Bi. P. 9 ; Bi. T. 8 ; O. F. 11 ; O. M. 12, 5 ; Ss-O. Bg. 9, 3 ; T. Bg. 8, 5.

Le forceps est appliqué sur les bosses pariétales ; force employée, 15 kilos ; durée de la compression, 2 heures.

Diamètres après l'expérience : Bi. P. 8, 2 ; Bi. T. 7, 8 ; O. F. 11, 3 ; O. M. 12, 7 ; Ss-o. Bg. 9, 5 ; T. Bg. 8, 6.

Exp. II. — Le 17. Même tête. Nous la replongeons dans l'eau chaude et la pétrissons avec les mains de façon à lui rendre sa forme primitive.

Le forceps est appliqué sur le front et l'occiput ; force employée, 15 kilos ; durée de la compression, 2 heures.

Après l'expérience, la mensuration nous donne les diamètres suivants :

Bi. P. 9, 2 ; Bi. T. 8, 1 ; O. F. 9, 9 ; O. M. 12, 3 ; Ss-o. Bg. 9, 5 ; T. Bg. 8, 6.

Exp. III. — Le 18. Même tête. Après l'avoir plongée dans l'eau chaude et malaxée avec les mains.

Le forceps est appliqué sur les diamètres bi pariétaux ; force employée, 16 kilos ; durée de la compression, 12 heures.

Diamètres après l'expérience : Bi. P. 8, 1 ; Bi. T. 7, 8 ; O. F. 11, 3 ; O. M. 12, 6 ; Ss-o. Bg. , 5 ; T. Bg. 8, 5.

Exp. IV. — Avril 1880. Fille de la nommée Albertine Pe..., née le 10 avril, morte de convulsions 6 jours après la naissance. Poids au moment de la naissance, 3,750 grammes. Tête très ossifiée ; les os offrent beaucoup de résistance.

La tête est saisie au niveau des pariétaux ; force employée, 15 kilos ; durée de la compression, 2 heures.

Diamètres avant l'expérience : Bi. P. 9 ; Bi. T. 8, 3 ; O. F. 11, 5 ; O. M. 12, 4 ; Ss-O. Bg. 9 ; T. Bg. 8, 2.

Diamètres après l'expérience : Bi. P. 8, 2 ; Bi. T. 8 ; O. F. 11, 6 ; O. M. 12, 6 ; Ss-O. Bg. 9, 2 ; T. Bg. 8, 3.

Exp. V. — Avril 1880. Même tête. Elle est plongée dans l'eau chaude et pétrie avec les mains.

Le forceps est appliqué sur le front et l'occiput ; force déployée, 15 kilos ; durée de la compression, 2 heures.

Diamètres après l'expérience : Bi. P. 9, 1 ; Bi. T. 8, 3 ; O. F. 10, 8 ; O. M. 11, 9 ; Ss-O. Bg. 9, 1 ; T. Bg. 8, 3.

Exp. VI. — Avril 1880. Même tête. Plongée dans l'eau chaude et pétrie avec les mains.

Nous la saisissons une cuiller au front, l'autre à l'occiput ; force employée, 15 kilos ; durée de la compression, 13 heures.

Diamètres après l'expérience : Bi. P. 9, 1 ; Bi. T. 8, 4 ; ; O. F. 10, 6 ; O. M. 11, 8 ; Ss-O. Bg. 9, 2 ; T. Bg. 8, 3.

Exp. VII. — Avril 1880. Fille de la nommée Marie La..., née le 18 avril, morte 24 heures après sa naissance. Enfant né à 7 mois et demi. Poids au moment de la naissance, 1,920 grammes.

Tête peu ossifiée ; os dépressibles.

Nous la saisissons avec le forceps au niveau des deux pariétaux ; force employée, 15 kilos ; durée de la compression, 2 heures.

Diamètres avant l'expérience : Bi. P. 7, 5 ; Bi. T. 7, 1 ; O. F. 8, 4 ; O. M. 9, 2 ; Ss-O. Bg. 7, 7 : T. Bg. 7, 3.

Diamètres après l'expérience : Bi. P. 6, 8 ; Bi. T. 6, 8 ; O. F. 8, 8 ; O. M. 9, 4 ; Ss-O. Bg. 7, 9 ; T. Bg. 7, 3.

Exp. VIII. — Avril 1880. Même tête préalablement plongée dans l'eau chaude et pétrie avec les mains. Elle est saisie avec le forceps au front et à l'occiput ; force employée, 15 kilos ; durée de la compression, 2 heures.

Après l'expérience, la mensuration des différents diamètres nous donne les résultats suivants :

Bi. P. 7, 7 ; Bi. T. 7, 1 ; O. F. 7, 6 ; O. M. 8, 8 ; Ss-O. Bg. 7, 9 ; T. Bg. 7, 3.

Exp. IX. — Avril 1880. Même tête replongée dans l'eau chaude et malaxée avec les mains pour lui rendre sa forme primitive.

Le forceps est appliqué au niveau des pariétaux ; force employée, 15 kilos ; durée de la compression, 15 heures.

Diamètres après l'expérience : Bi. P. 6, 6 ; Bi. T. 6, 6 ; O. F. 8, 9 ; O. M. 9, 4 ; Ss-O. Bg. 7, 9 ; T. Bg. 7, 4.

Les résultats de ces expériences sont les suivants. Avec des pressions faibles (15 kilos), mais continues et prolongées pendant deux heures, on arrive à réduire le diamètre bipariétal de 7 à 8 milimètres. Le diamètre bitemporal s'est toujours réduit un peu moins que le bipariétal ; ce n'est pas à dire pour cela qu'il soit moins réductible, car nous démontrerons bientôt le contraire ; mais si dans nos expériences sa réduction a été moindre, c'est que nous appliquions nos cuillers de façon à bien saisir la protubérance des pariétaux et non pas la partie inférieure de ces os.

Le diamètre occipito-frontal a été réduit un peu plus que le diamètre bipariétal, puisque nous avons pu obtenir sur ce diamètre une réduction de 11 millimètres.

Les réductions n'ont pas été plus accusées sur la dernière tête (Expér. VII, VIII, IX), qui appartenait à un fœtus né avant terme que sur les deux autres qui apparnaient à des fœtus à terme.

Quant aux augmentations compensatrices des diamètres non comprimés, voici ce que nous avons constaté : quand on applique le forceps sur les deux pariétaux de façon à comprimer le diamètre bi pariétal, le diamètre occipito-frontal augmente de 3 ou 4 milimètres ; quand, au contraire, on comprime le diamètre occipito-frontal, le diamètre bipariétal n'augmente que de 1 à 2 millimètres. Cette différence, quoique. légère mérite d'être signalée.

Dans toutes ces expériences l'augmentation compensatrice des diamètres verticaux a été très peu notable (1 à 3 milimètres). Nous reviendrons bientôt sur ce fait.

Enfin, quand, au lieu de faire durer une compression de 15 kilos pendant 2 heures, on la prolonge pendant 12 et 15 heures, on n'obtient des réductions guère plus considérables dans le second cas que dans le premier, et cela est vrai aussi bien pour les diamètres antéro-postérieurs que pour les diamètres transverses.

§ II. — *Le diamètre bitemporal est-il plus réductible que le diametre bipariétal et dans quelle proportion ?*

Rappelons d'abord les extrémités de chacun de ces diamètres. Le diamètre bipariétal va d'une base pariétale à l'autre ; le diamètre bitemporal s'étend de la naissance de la suture fronto-pariétale d'un côté à la naissance de la même suture du côté opposé.

Pour résoudre la question que nous nous étions posée, il était nécessaire de limiter la compression à de très petites surfaces du crâne, de façon à pouvoir comprimer exactement les extrémités des lignes fictives représentant les diamètres dont il s'agit. Dans ce but, nous avons enfoncé et fixé dans les fenêtres des cuillers de notre forceps deux petits cubes en bois dont les extrémités faisaient saillie entre les cuillers, se correspondaient exactement comme situation et direction et étaient semblables comme forme. Ces extrémités étaient des surfaces planes, de forme arrondie de 2 centimètres de diamètre. C'est par ces petites surfaces et par elles seulement que la compression était exercée sur le crâne. De cette façon nous pouvions comprimer chaque diamètre transverse sans comprimer en même temps les diamètres voisins.

Avec notre forceps ainsi disposé nous commencions par comprimer le diamètre bipariétal ; puis nous comprimions un autre diamètre intermédiaire au diamètre bipariétal et au diamètre bitemporal et que nous désignerons par l'abréviation suivante Bi. P ^{2}; enfin, nous comprimions le diamètre bitemporal. Ces trois compressions étaient faites sur chaque tête dans des conditions absolument identiques: il sera facile d'en comparer les résultats.

Ex. X. — 5 mai 1880. Garçon de la nommée Ambroise Bou... accouchée à huit mois. Poids de l'enfant au moment de la naissance, 2,150 grammes. Tête peu ossifiée. Il existe une petite fontanelle supplémentaire au voisinage de la fontanelle postérieure.

Nous comprimons successivement les trois diamètres Bi. P., Bi. P.^{2}, Bi. T. Chacun pendant deux heures avec une force de 15 kilogr. Voici les chiffres de ces diamètres avant et après l'expérience :

Avant l'expérience : Bi. P. 8,4; Bi. P.^{2} 8; Bi. T. 7,8.
Après l'expérience : Bi. P. 7,6; Bi. P.^{2} 7; B. T. 6,6.

Exp. XI. — 10 mai 1880. Fille de la nommée Hocq..., née le 8 mai, morte le lendemain. L'enfant est encore chaud au moment où nous commençons nos expériences. Tête très ossifiée. Enfant à terme.

Mêmes compressions que dans l'expérience précédente et dans les mêmes conditions.

Diamètres avant l'expérience : Bi. P. 9; Bi. P.^{2} 8,7; Bi. T. 8,1.
Diamètres après l'expérience : Bi. P. 8; Bi. P.^{2} 7,6; Bi. T. 6,8.

Exp. XII. — 11 mai 1880. Garçon de la nommée Bord..., né le 8 mai, mort le lendemain de convulsions. Enfant à terme. Poids, 3,230 grammes. Tête très ossifiée.

Mêmes compressions que dans les expériences précédentes et dans les mêmes conditions.

Diamètres avant l'expérience : Bi. P. 8,8; Bi. P.^{2} 8,4; B. T. 7,9.
Diamètres après l'expérience : Bi. P. 7,9; Bi. P.^{2} 7,5; Bi. T. 6,3.

Il résulte de ces expériences que les réductions obtenues sur le diamètre bi temporal sont notablement plus grandes que celle du diamètre bi pariétal (3 à 7 millimètres de plus). Ces expériences montrent encore que

les diamètres transverses de la tête sont de plus en plus
réductibles à mesure qu'on s'éloigne des bosses pariétales pour se rapprocher de l'origine des sutures fronto-
pariétales en suivant la ligne droite.

§ III. — *La réduction des diamètres transverses est-
elle plus grande lorsque, au lieu de comprimer avec toute
la largeur de la cuiller du forceps, on exerce une compression limitée à une petite surface du crâne?*

En enregistrant les résultats des trois dernières expériences nous avions remarqué que les réductions obtenues avec le forceps armé des petites cubes de bois
étaient plus grandes que celles obtenues dans les
premières expériences. Ce fait s'accordait avec ce que
Delore avait dit des pressions « limitées ». Dans le mémoire de cet auteur on voit que les pressions « irrégulières et limitées » réduisent davantage les diamètres
de la tête que les pressions larges, et par pressions
« irrégulières et limitées » il entend celles exercées par
une surface convexe, un coin par exemple.

Mais comme les conclusions de Delore ne reposent
qus sur quelques expériences, nous nous décidâmes à en
entreprendre d'autres, en modifiant un peu les conditions
dans lesquelles s'était placé l'accoucheur de Lyon. C'est
ainsi que nous avons eu recours, non à des *coins*, mais
aux cubes de bois dont nous nous étions déjà servi : de
cette manière notre compression était limitée, quoique
s'exerçant à l'aide d'une surface complètement plane.
De plus Delore n'appliquait son instrument compresseur
que sur une des régions pariétales, l'autre reposant sur
une table (du moins c'est ce qui semble résulter de la

lecture de son mémoire) tandis que notre instrument comprimait à la fois les deux côtés de la tête.

Dans les expériences qui vont suivre nous avons employé une force de 25 kilos· mais nous n'avons fait durer la compression qu'un quart d'heure : nous cherchions à nous rapprocher ainsi des conditions dans lesquelles se trouve la tête du fœtus, lorsque dans un cas de rétrécissement du bassin on a eu recours à la version et que la tête restée derrière, se trouve comprimée entre le pubis et la saillie de l'angle sacro-vertébral.

Exp. XIII.—12 mai 1880. Fille de la nommée Rayé, morte onze jours après sa naissance. Poids au moment de la naissance, 2,800 grammes. Quand l'enfant nous a été remis la tête était très ossifiée ; il n'y avait plus de fontanelles.

Nous comprimons le diamètre bipariétal avec les cuillers du forceps sans les cubes de bois. Compression de 25 kilogr. pendant un quart d'heure. Diamètre bipariétal avant l'expérience, 8,6.

Nous saisissons le diamètre bipariétal avec le forceps armé des cubes de bois (1). Même compression de 25 kilogr. pendant un quart d'heure. Après l'expérience, le diamètre bipariétal est réduit à 7,8.

Exp. XIV. — 30 mai 1880. Garçon de la nommé Lallem.... Epoque présumée de la grossesse huit mois et demi. Enfant extrait par une version, mort pendant le travail. Poids, 2,800 grammes. Tête asssez peu ossifiée.

Nous comprimons le diamètre bipariétal avec les cuillers du forceps pendant un quart d'heure; force employée, 25 kilogr. Diamètre bipariétal avant l'expérience, 8 ; après l'expérience, 7,3.

(1) Nous devons faire remarquer qu'il nous était difficile de placer exactement les cubes de bois sur les bosses pariétales : presque toujours ils glissaient un peu en avant. Aussi mesurions-nous notre diamètre bipariétal un peu en avant des bosses pariétales et nous enfonçions une épingle à chacune de ses extrémités pour avoir des points de repère fixes.

Nouvelle compression avec le forceps armé des cubes de bois : 25 kilogr. pendant un quart d'heure. Le diamètre bipariétal ne mesure que 6,8.

Remarque. Sous l'influence de la pression limitée, le pariétal droit s'est comme plié en deux. Nous croyions qu'il s'était produit une fracture, mais à l'autopsie nous n'en avons pas constaté. Pas de lésion apparente dans l'encéphale ni dans ses enveloppes.

Exp. XV. — Mai 1880. Fille de la nommée Bran..., née le 26 mai à sept mois. Poids, 1,500 grammes. Les fontanelles et les sutures sont étroites, mais les os sont très dépressibles.

Compression sur le diamètre bipariétal avec les cuillers du forceps. Force employée, 25 kilogr. Durée de la compression, un quart d'heure. De 6,8, le diamètre bipariétal se réduit à 5,7.

Nouvelle compression dans les mêmes conditions mais avec les cuillers armées des cubes de bois. Après l'expérience, le diamètre bipariétal ne mesure plus que 5.

Remarque. Le pariétal gauche s'était plié en deux comme un morceau de carton. Il n'y avait pas de fracture.

Exp. XVI. — Juin 1880. Enfant venu du service de médecine. C'est un gros garçon qui a vécu dix jours. Tête très ossifiée.

Compression du diamètre bipariétal avec les cuillers du forceps. Force employée, 25 kilogr.; durée de la compression, un quart d'heure.

Diamètre bipariétal avant l'expérience, 9; après l'expérience, 7,8.

Même compression mais avec le forcerps armé des cubes de bois. Après un quart d'heure de compression, le diamètre bipariétal se trouve réduit à 7,2.

Nouvelle compression avec le cubes de bois mais ne se correspondant plus comme situation, de telle façon que l'un est appliqué sur la bosse pariétale d'un côté, tandis que l'autre se trouve à 1 centimètre 1/2 en avant de la bosse pariétale du côté opposé. La réduction ainsi obtenue est considérable; les deux pariétaux sont enfoncés et le fond des deux dépressions n'est plus séparé que par un intervalle qui mesure 5,6.

Remarque. Un des pariétaux, le droit, s'est encore plié en deux sous la pression du cube de bois. Pas de fracture.

Ainsi ces expériences confirment les conclusions de Delore en montrant que les pressions limitées sont plus efficaces que les pressions larges pour produire des réductions sur le diamètre bipariétal. (Expériences XIV, XV, XVI).

On remarquera que dans trois de ces expériences un des pariétaux s'est plié de telle façon que nous avons cru à une fracture. Il y a eu un enfoncement : c'est ainsi que se font les réductions considérables lorsque la compression s'exerce au moyen d'une partie saillante comme l'angle sacro-vertébral. Mais lorsque la pression est large, lorsqu'on saisit la tète avec toute l'étendue des cuillers du forceps, alors les os ne se laissent guère déprimer, mais ils chevauchent les uns sur les os : la réduction se fait surtout par chevauchement. On peut donc dire que les réductions de la tète du fœtus se font par deux mécanismes distincts : 1° *réduction par chevauchement*, c'est la réduction ordinaire, physiologique des accouchements normaux et qui s'exagère dans les bassins un peu étroits ; 2° *réduction par déformation*, ce sont les enfoncements dus à l'angle sacro-vertébral, ou aux prises irrégulières du forceps. Il va sans dire que ces deux mode de reduction se combinent presque toujours et dans une proportion variable.

Les réductions par déformation sont plus faciles sur les têtes de fœtus pris avant terme parce que chez eux les os se laissent plier en deux comme des lames de carton.

Signalons un autre point très digne d'intérêt. Non seulement avec des pressions limitées on obtient des réductions bien plus considérables qu'avec des pressions larges, mais ces réductions sont plus considérables encore lorsque les pressions limitées ne se correspondent pas sur la tête du fœtus, c'est-à-dire ne s'exercent pas aux extrémités d'un même diamètre de cette tête. Ce fait que nous avons vu se produire une fois (Expérience XVI), nous avait vivement frappé, et nous nous proposions de le vérifier par de nouvelles expériences; malheureusement les fœtus nous ont manqué.

Nous ne voulons pas tirer d'une expériences des conclusions générales, nous ne pouvons cependant nous empêcher de faire remarquer que dans beaucoup de bassins rétrécis le promontoire n'est pas sur le même plan vertical antéro-postérieur que le pubis. Or cette circonstance est regardée comme favorable lorsqu'on a recours à la version pour extraire l'enfant. Peut-être une des raisons pour lesquelles cette circonstance est favorable réside dans le fait que nous venons de signaler.

§ IV. — *Effets de la compression sur le diamètre bipariétal lorsque la voûte du crâne a été préalablement perforée.*

Expérience XVII. — 21 avril 1880. Garçon de la nommée Usu..., mort huit jours après sa naissance d'atrepsie et de convulsions. Il n'était pas tout à fait à terme et ne pesait que 2,740 grammes au moment de sa naissance. Tête petite, mais ossifiée ; sutures et fontanelles serrées.

Nous saisissons le diamètre bipariétal, nous le soumettons à une pression de 15 kilos pendant deux heures. Avant l'expérience ce diamètre mesurait 8,2 ; après la compression il est réduit à 7,2.

Après avoir pressé sur la tête avec les mains pour lui rendre sa forme, nous la perforons avec le perforateur de Blot, au niveau de la suture sagittale, nous manœuvrons l'instrument de façon à pratiquer une large ouverture, mais sans chercher à faire sortir de la matière cérébrale. Nouvelle application de forceps sur le diamètre bipariétal, force déployée, 15 kilos ; durée de la compression, deux heures.

Au bout de ce temps nous mesurons le diamètre bipariétal, il est réduit à 7. Il n'était sorti que très peu de matière cérébrale.

Nouvelle application de forceps sur le diamètre bipariétal avec la même force, pendant le même temps. Le forceps est armé des cubes de bois. Le diamètre bipariétal se réduit à 6,5, et il sort une notable quantité de matière cérébrale.

Exp. XVIII. — 28 avril 1880. Garçon de la nommée Sal..., mor 12 jours après sa naissance. Cet enfant est à terme, mais très petit. Il provient d'une grossesse gémellaire. Tête ossifiée.

Le diamètre bipariétal mesure 7,6 ; il est saisi et soumis à une pression de 16 kilos pendant deux heures. Au bout de ce temps, il est réduit à 7,1.

Perforation sur la suture sagittale avec l'instrument de Blot ; une large ouverture est pratiquée ; mais nous ne cherchons pas à faire sortir de la substance cérébrale. Nous recommençons la compression dans les mêmes conditions que précédemment. Au bout de deux heures le diamètre bipariétal est réduit à 6,8. Un peu de matière cérébrale s'est écoulée.

Nouvelle compression avec le forceps armé des cubes de bois ; force déployée, 15 kilos ; durée de la compression, deux heures. Réduction du diamètre bipariétal à 6. Il s'écoule beaucoup de pulpe nerveuse.

Exp. XIX. — 29 avril 1880. Garçon de la nommée Chaum..., assez bel enfant, né par le siège, mort deux heures après la naissance. Tête ossifiée, mais petite.

Le diamètre bipariétal mesure 7,8 ; nous le comprimons avec une force de 15 kilos pendant deux heures. Au bout de ce temps il ne mesure que 7.

Perforation au niveau de la suture sagittale avec le perforateur de Blot et en prenant les précautions précédemment indiquées. Compression de 15 kilos pendant deux heures. Il sort beaucoup de matière cérébrale. Après la compression le diamètre bipariétal ne mesure plus que 6.

Ainsi lorsqu'on exerce sur le diamètre bipariétal une compression de 15 kilos continue et prolongée pendant deux heures, la réduction de ce diamètre n'est guère plus grande dans le cas où l'on a pratiqué une perforation au niveau de la suture sagittale que si la voûte du crâne est intacte (2 ou 3 millimètres de plus quand il y a eu perforation). Pendant la compression, la voûte du crâne étant perforée, il ne sort presque pas de substance cérébrale.

Tout autre chose se passe lorsque la voûte du crâne étant perforée, on exerce sur le diamètre bipariétal une compression limitée avec le forceps armé des cubes de bois, la force et la durée de la compression restant les mêmes ; dans ce cas, la réduction du diamètre bipariétal est considérable (16 à 18 millimètres), et il s'écoule beaucoup de matière cérébrale.

Une remarque est nécessaire ; nos perforations ont été pratiquées au niveau de la suture sagittale ; si elles avaient été faites dans la continuité des os de la voûte, les résultats auraient pu être différents.

§ V. *La compression du diamètre bipariétal produit-elle la même réduction de ce diamètre lorsqu'on comprime en même temps la tête du front à l'occiput.*

EXPÉRIENCE XX. — Fille de la nommée Gram..., née le 10 avril, morte le 13 de convulsions. Tête ossifiée.

Avec le forceps armé des cubes de bois nous saisissons le diamètre bipariétal que nous comprimons pendant un quart d'heure avec une force de 24 kilos.

Diamètres avant l'expérience : Bi. P. 8, 8 ; Bi. T. 8, 4 ; O. F. 11 ; O. M. 11, 9 ; Ss-O. Bg. 9 ; T. Bg. 8, 5.

Diamètres après l'expérience : Bi. P. 7, 5 ; Bi. T. 8, 4 ; O. F. 11, 3 ; O. M. 12, 3 ; Ss-O. Bg. 9, 2 ; T. Bg. 8, 6.

Après avoir replongé la tête dans l'eau chaude et l'avoir pétrie avec les mains, nous la saisissons encore avec le même forceps par le diamètre bipariétal et nous exerçons sur elle la même compression de 24 kilos; mais nous appliquons un second forceps (sans cubes de bois), une cuiller sur le front, l'autre sur l'occiput, et nous exerçons dans ce sens une pression de 24 kilos (1). Durée de l'expérience, un quart d'heure.

Diamètres avant l'expérience : Bi. P. 8, 7 ; Bi. T. 8, 4 ; O. F. 11 ; O. M. 11, 9 ; Ss-O. Bg. 9 ; T. Bg. 8, 5.

Diamètres après l'expérience : Bi. P. 8, 5 ; Bi. T. 8, 4 ; O. F. 10, 7 ; O. M. 11, 8 ; Ss-O. 9, 5 ; T. Bg. 8, 9.

EXP. XXI. — Fille de la nommée Rog..., née le 1ᵉʳ avril, morte dix-huit jours après. Tête ossifiée et amaigrie.

Le diamètre bipariétal est saisi avec le forceps, armé des cubes de bois, et comprimé avec une force de 24 kilos pendant un quart d'heure.

Diamètres avant l'expérience : Bi. P. 9 ; Bi. T. 8, 4 ; O. F. 11, 2 ; O. M. 11, 9 ; Ss-O. Bg. 9, 2 ; T. Bg. 8, 6.

La tête ayant été replongée dans l'eau chaude et pétrie avec les mains, nous comprimons de nouveau le diamètre bipariétal dans les mêmes conditions, mais après avoir appliqué un autre forceps (sans cubes de bois) du front à l'occiput et soumis le diamètre occi-pito-frontal à une pression de 24 kilos.

Diamètres avant l'expérience : Bi. P. 8, 9 ; Bi. T. 8, 4 ; O. F. 11, 3 ; O. M. 11, 9 ; Ss-O. Bg. 9, 2 ; T. Bg. 8, 6.

Diamètres après l'expérience : Bi. P. 8, 8 ; Bi. T. 8, 4 ; O. F. 11 ; O. M. 11, 8 ; Ss-O. Bg. 9, 7 ; T. Bg. 8, 8.

EXP. XXII. — Garçon de la nommée Per..., né le 14 avril. Mort quelques heures après sa naissance de faiblesse congénitale. Poids, 2,970 grammes. Tête moyennement ossifiée.

Nous saisissons le diamètre bipariétal avec le forceps armé des cubes de bois. Force déployée, 24 kilos ; durée de la compression, un quart d'heure.

Diamètres avant l'expérience : Bi. P. 8, 8 ; Bi. T. 8, 3 ; O. F. 11 ; O. M. 12, 1 ; Ss-O. Bg. 9 ; T. Bg. 8, 6.

(1) Pour mener à bien ces expériences dans lesquelles quatre cuillers de forceps doivent être appliquées sur la tête, il faut adapter au forceps qui doit comprimer le diamètre bipariétal des cubes de bois assez longs : de cette façon il existe un écartement notable entre les deux branches de ce forceps, et le second peut facilement être appliqué sur le front et l'occiput.

Diamètres après l'expérience : Bi. P. 7, 3; Bi. T. 8, 2; O. F. 11, 4; O. M. 12, 3 ; Ss-O. Bg. 9, 2 ; T. Bg. 8, 8.

La tête est replongée dans l'eau chaude et pétrie avec les mains. Le diamètre bipariétal est comprimé de nouveau de la même manière, pendant qu'un autre forceps (sans cubes de bois) comprime le diamètre occipito-frontal avec une force de 24 kilos, égale à celle qui est employée sur le diamètre bi pariétal. Durée de l'expérience, un quart d'heure.

Diamètres avant l'expérience . Bi. P. 8, 6; Bi. T. 8, 3; O. F. 11; O. M. 12, 1; Ss-Bg. 9 ; T. Bg. 8, 6.

Diamètres après l'expérience : Bi. P. 8, 7; Bi. T. 8, 3; O. F. 10, 9; O. M. 12; Gs-O. Bg. 9, 6 ; T. Bg. 9, 1.

Ces expériences confirment le résultat auquel était arrivé Delore; lorsque la tête est fortement comprimée du front à l'occiput, les diamètres transverses perdent presque complètement leur réductibilité. Delore n'hésite pas à dire que c'est là la raison pour laquelle la version doit être préférée au forceps dans certains rétrécissements du bassin; nous nous garderions bien de tirer quelques expériences des conclusions aussi générales, mais nous devons faire remarquer que lorsqu'une tête est arrêtée au-dessus du détroit supérieur rétréci, en position transversale (ce qui est le cas le plus ordinaire), et qu'on saisit et comprime cette tête, une cuiller à droite, l'autre à gauche, c'est-à-dire du front à l'occiput, les diamètres transverses ne doivent plus se laisser réduire entre le pubis et la saillie du promontoire.

Il est vrai que dans ces cas on conseille, du moins en France, d'avoir encore recours à des applications obliques. « En face d'une variété transversale, dit M. Pinard (1), la tête étant au détroit supérieur, doit-on employer la méthode allemande, c'est-à-dire placer la

(1) Pinard. Loc. cit.

branche gauche directement à gauche et la branche droite directement à droite? Nous avons dit pourquoi cette méthode devait être rejetée. En opérant de cette façon, la tête étant saisie du front à l'occiput, les diamètres transverses de la tête sont augmentés ou tendent à l'être, et l'obstacle à la descente devient insurmontable. Aussi est-il bien préférable de procéder à des applications obliques, qui ne donneront qu'une saisie irrégulière, mais qui auront pour résultat de diminuer les diamètres transverses de la tête, ou tout au moins de ne pas les augmenter. »

D'abord il n'est pas toujours facile de faire une applition oblique au-dessus du détroit supérieur, et le plus souvent on est obligé de placer une branche directement à droite, l'autre directement à gauche. Mais en admettant qu'on réussisse à saisir la tête de la bosse pariétale d'un côté à la région latérale de l'occiput de l'autre, on comprimera encore la tête selon un diamètre oblique antéro-postérieur, et il est probable que les diamètres transverses loin de diminuer perdront encore la plus grande partie de leur réductibilité.

On remarquera ensuite que lorsque nous avons comprimé à la fois le diamètre bipariétal et le diamètre occipito-frontal, les diamètres verticaux sous-occipito-bregmatique et trachélo-bregmatique subissaient une augmentation très notable (5 à 6 millimètres). Dans aucune des expériences, où nous comprimions les diamètres transverses ou le diamètre occipito-frontal à l'exclusion de tous les autres, nous n'avions noté une pareille augmentation des diamètres verticaux.

La raison de ce fait est facile à saisir. Si on exerce une compression sur un seul des diamètres de la tête, l'augmentation compensatrice se fait un peu dans tous les sens, c'est-à-dire selon tous les diamètres perpendiculaires au diamètre comprimé, et sur chacun de ces diamètres, elle est très peu sensible. Voilà pourquoi elle fut trouvée très petite ou même nulle par Baudelocque, dans les expériences qu'il institua, et où il ne comprenait jamais qu'un diamètre à la fois. « Les diamètres, dit-il, perpendiculaires à celui suivant lequel on comprime la tête, loin de s'augmenter dans les mêmes proportions que celui-ci diminue, ne s'augmentent pas même pour l'ordinaire d'un quart de ligne, et en deviennent quelquefois plus petits (1). »

Mais si on comprime à la fois les diamètres transverses et les diamètres antéro-postérieurs, l'augmentation compensatrice se reportera tout entière sur les diamètres restés libres, c'est-à-dire sur les diamètres verticaux, et ceux-ci s'allongeront d'autant plus. A ce point de vue, nos dernières expériences doivent être rapprochées de celles que Budin rapporte à la fin de sa thèse (Expériences XIX, XX, XXI, XXIII) (2). Cet auteur se servait d'un bassin artificiel à détroit supérieur rétréci; au-dessus de ce détroit supérieur il saisissait la tête du front à l'occiput (Expériences XIX, XX, XXII) ou de la bosse coronale droite à la région occipito-pariétale gauche (Expérience XXI), et à l'aide de tractions plus ou moins fortes il la faisait descendre dans l'excavation. Il constata toujours une grande augmentation des diamètres verticaux, et cela devait être, car la tête serrée du front à l'occiput par le forceps et d'un pariétal à l'autre par les parois du bassin rétréci dans

(1) Baudelocque. Loc. cit.
(2) Budin. Loc. cit., p. 108.

son diamètre antéro-postérieur, ne pouvait s'allonger que selon ses diamètres verticaux.

Telles sont les expériences que nous avons faites pour étudier la réductibilité de la tête fœtale. A mesure que nous les relations, nous avions soin après chaque paragraphe d'insister sur les résultats qui en découlaient. Ces résultats, nous croyons devoir les résumer ici sous forme de conclusions générales.

1° Avec des pressions continues de 15 kilos, prolongées pendant deux heures, on obtient des réductions de 7 à 8 millimètres sur le diamètre bipariétal, un peu plus fortes sur le diamètre occipito-frontal. Les réductions ne sont guère plus considérables lorsqu'on prolonge la compression pendant un temps beaucoup plus long (12 heures) (1).

2° Le diamètre bitemporal est bien plus réductible que le diamètre bipariétal. Les diamètres transverses de la tête sont de plus en plus réductibles à mesure qu'on s'éloigne selon une ligne droite des bosses pariétales pour se rapprocher de la naissance des sutures fronto-pariétales.

3° Les pressions limitées sont plus efficaces que les pressions larges pour produire des réductions sur le diamètre pariétal. Sous la pression limitée, la réduction se fait surtout par *déformation ou enfoncement ;* sous la pression large elle se fait surtout *par chevauchement.* Les réductions sont plus considérables lorsque les pressions limitées ne se correspondent pas sur la tête du fœtus,

____

(1) Dans toutes nos expériences, où la compression durait plus d'une heure, nous avons remarqué que les réductions s'opéraient en très grande partie dans le premier quart d'heure.

c'est-à-dire ne s'exercent pas aux extrémités du même diamètre. Ajoutons que de nouvelles recherches sont nécessaires sur ce dernier point, car nous n'avons fait qu'une expérience.

4° Lorsque à l'aide du forceps on exerce sur le diamètre bipariétal une compression de 15 kilos, la perforation préalable de la voûte du crâne au niveau *de la suture sagittale* ne favorise pas beaucoup la réduction. Cette perforation favorise au contraire la réduction si on exerce sur le diamètre bipariétal une compression limitée.

5° Le diamètre bipariétal perd presque complètement sa réductibilité lorsque la tête est serrée du front à l'occiput.

6° Lorsqu'on ne comprime qu'un seul diamètre de la tête, l'augmentation compensatrice, se disséminant sur tous les autres, est peu sensible sur chacun d'eux; mais si on comprime en même temps les diamètres transverses et les diamètres antéro-postérieurs, les diamètres verticaux subissant seuls l'augmentation compensatrice s'allongent notablement.

Ces résultats ajoutés à ceux obtenus par les auteurs que nous avons cités sont loin d'être suffisants pour résoudre toutes les difficultés qui se rattachent à la réductibilité de la tête fœtale. Comme nous l'avons dit, ce sont des *documents ;* nous espérons qu'ils seront utilement consultés, soit lorsqu'on voudra créer de nouveaux instruments destinés à réduire la tête du fœtus, soit lorsqu'on voudra résoudre l'importante question de l'emploi du forceps ou de la version dans les rétrécissements ordinaires du bassin.

Paris. — A. PARENT, imp. de la Faculté de Médecine, r. M.-le-Prince, 19-31.

PUBLICATIONS

DE LA LIBRAIRIE ADRIEN DELAHAYE ET E. LECROSNIER

FONSSAGRIVES (J.-B.), professeur de thérapeutique et de matière médicale à la Faculté de médecine de Montpellier, etc. **Traité de thérapeutique appliquée**, basé sur les indications, suivi d'un précis de thérapeutique et de posologie infantiles et de notions de pharmacologie usuelle sur les médicaments signalés dans le cours de l'ouvrage. 2 vol. in-8................... 24 fr. »

WOILLEZ (E.-J.), médecin honoraire de l'hôpital de la Charité, etc. **Traité théorique et clinique de Percussion et d'Auscultation**, avec un appendice sur l'inspection, la palpation et la mensuration de la poitrine. 1 vol. in-18 avec 101 figures intercalées dans le texte.............. 10 fr. »
Cartonné.. 11 fr. »

LEGRAND DU SAULLE, médecin de la Salpêtrière, etc. **Étude médico-légale sur les testaments contestés pour cause de folie**. 1 vol. in-8.. 9 fr. »

LEGRAND DU SAULLE. **Etude médico-légale sur l'interdiction des aliénés et sur le Conseil judiciaire**, suivie de recherches sur la situation ridique des fous et des incapables à l'époque romaine. 1 vol. in-8... 8 fr. »

LEVEN, médecin en chef de l'hôpital Rothschild, etc. **Traité des maladies de l'estomac**. 1 vol. in-8................................... 7 fr. »

BUCHHOLTZ. **Guide élémentaire du médecin praticien**. 1 vol. in-18. Prix.. 5 fr. »

PETIT (H.), sous-bibliothécaire à la Faculté de médecine de Paris, etc. **Traité de la Gastostomie**, ouvrage précédé d'une introduction par M. le professeur VERNEUIL. 1 vol. in-8.............................. 6 fr. »

LANGLEBERT. **Aphorismes sur les maladies vénériennes** suivis d'un formulaire magistral pour le traitement de ces maladies, 1 joli vol. in-32, avec fig., 2ᵉ édit., revue et augmentée................... 3 fr. 50

LANGLEBERT. **La syphilis dans ses rapports avec le mariage**, 1 vol. in-12 de 332 pages...................................... 3 fr. 50

BOSSU. **Lois et mystères** des fonctions de reproduction considérées dans tous les êtres animés, spécialement chez l'homme et chez la femme. 1 vol. in-12 avec 2 planches coloriées.............................. 5 fr. »

MOUSSAUD. **Précis pratique des maladies des organes génito-urinaires**. 1 vol. in-12 avec fig. dans le texte.................... 5 fr. 50

NOTTA. **Médecins et clients**. 2ᵉ édit. 1 vol. in-18 de 188 pages...... 2 fr. »

RIANT (A.), professeur d'hygiène, médecin à l'Ecole normale du département de la Seine, etc. **Leçons d'hygiène** contenant les matières du programme officiel adopté par le ministre de l'instruction publique pour les lycées et les écoles normales. 2ᵉ édit. 1 beau vol. in-18.............. 6 fr. »

PIORRY. **La médecine du bon sens.** De l'emploi des petits moyens en médecine et en thérapeutique. 2ᵒ édit. 1 vol. in-12.............. 5 fr. »

BENOIST DE LA GRANDIÈRE. **Notions d'hygiène à l'usage des instituteurs et des écoles normales primaires**. 3ᵉ édit. 1 vol. in-18........ 1 fr. 50

LE BRET, président de la Société d'hydrologie médicale de aris, etc. **Manuel médical des eaux minérales**. 1 vol. in-18. Broché, 5 fr. 50. in-8 Cartonné.. 6 fr. »

GUICHET (A.). **Les Etats-Unis** (*United States America*). Notes sur l'organisation scientifique : les Facultés de médecine, les hôpitaux, la prostitution, l'hygiène, etc. 1 vol. in-18. .... 2 fr. 50

CULLERIER, chirurgien de l'hôpital du Midi, etc. **Des affections blennorhagiques : Leçons cliniques** professées à l'hôpital du Midi, recueillies et publiées par le Dr ROYET, suivies d'un Mémoire thérapeutique, revues et approuvées par le professeur. 1861. 1 vol. in-8 de 248 pages........ 4 fr. »

RICORD, chirurgien de l'hôpital du Midi, membre de l'Académie de médecine, etc. **Leçons sur le chancre**, professées à l'hôpital du Midi, recueillies et publiées par le Dr A. FOURNIER, suivies ce notes et pièces justificatives et d'un formulaire spécial. 2ᵉ édit. revue et augmentée. 1 vol. in-8 de 549 pages.. 7 fr.

FERDAS. **Études de physiologie théologique. Accouplement des sexes et mariages. Accouchements et embryologie selon les théologiens**, précédé d'une réponse à une lettre de M. Alexandre Dumas fils. 1 joli vol. in-18. Prix.. 2 fr.

Paris. — A. PARENT, imp de la Faculté de Médecine, r M.-le-Prince 29-31

www.ingramcontent.com/pod-product-compliance
Ingram Content Group UK Ltd.
Pitfield, Milton Keynes, MK11 3LW, UK
UKHW022103070726
13613UKWH00002B/919